中医产后复健

（供产后复健专业人员使用）

孙昱 ◎ 编著

顾　问 （按姓氏笔画排序）
　　　　朱云龙　刘文龙　闫孝诚　沈绍功
筹　划　万　敏

中国中医药出版社
·北　京·

图书在版编目（CIP）数据

中医产后复健 / 孙昱编著 . —北京：中国中医药出版社，2018.12（2020.1重印）

ISBN 978 – 7 – 5132 – 5313 – 0

Ⅰ.①中… Ⅱ.①孙… Ⅲ.①产褥期—中医学—妇幼保健—基本知识 Ⅳ.① R271.43

中国版本图书馆 CIP 数据核字（2018）第 251278 号

中国中医药出版社出版

北京经济技术开发区科创十三街31号院二区8号楼
邮政编码　100176
传真　010-64405750
北京市松源印刷有限公司印刷
各地新华书店经销

开本 787×1092　1/16　印张 11.5　字数 187 千字
2018 年 12 月第 1 版　2020 年 1 月第 2 次印刷
书号　ISBN 978 – 7 – 5132 – 5313 – 0

定价　58.00 元
网址　www.cptcm.com

社　长　热　线　010-64405720
购 书 热 线　010-89535836
维 权 打 假　010-64405753

微信服务号　zgzyycbs
微商城网址　https://kdt.im/LIdUGr
官方微博　http://e.weibo.com/cptcm
天猫旗舰店网址　https://zgzyycbs.tmall.com

如有印装质量问题请与本社出版部联系（010-64405510）

序

中医产后复健是既古老又新兴的学科，说它古老是因为中国古代文献记载了大量产后病症的治疗与恢复方法；说它新兴是因为现代医学尚未有产后复健这样一个独立学科，而在临床上又有大量产妇需要这方面的治疗与保健知识。

孙昱医师近年来从事中医产后复健方面的治疗与培训工作，经过长期积累，将其经验与理论相结合并加以总结，汇集成此书。此书对于从事这项工作的人员，是一部很好的参考书，同时也希望通过此书，读者能在今后的实践中不断积累经验，补充内容，使其更加完善。

中国中医科学院　朱云龙

2018 年 5 月 4 日于京

目　录

第一章

绪 论

一、中医产后复健的定义

中医产后复健是运用中医学基础理论与方法，认识和研究女性解剖、生殖生理、病因病机、诊疗方法，以防治女性特有产后疾病的一门临床学科。

二、中医产后复健的研究范围

男女脏腑、气血、经络、骨骼及软组织的活动规律基本相同，由于妇女有胞宫等特殊的生殖器官和月经、带下、妊娠、产褥与哺乳等特殊生理以及相应的疾病，故中医产后复健研究的范围主要是女性生殖器官解剖，女性生理，产后病的病因、病机、诊断、辨证、治法以及产后病的预防。当然，学科范围的界定不是一成不变的，随着社会的进步，学术的发展，各个学科都在不断分化，新的学科也逐步产生。因此，伴随着学科之间的渗透和融合，中西医互相取长补短，学科的内涵也会随着社会的发展而有所变化和调整。

第二章

孕期女性运动生物力学特征的变化

妊娠全过程一般分为 3 个时期：早期妊娠（妊娠 12 周以前）、中期妊娠（妊娠第 13～28 周）、晚期妊娠（妊娠第 28 周及以后）。妇女怀孕期间，特别是妊娠晚期解剖和生理特征的显著改变会引起其人体运动生物力学特征的变化。由于子宫的扩大和胎儿的发育，妊娠妇女身体重量的增长主要集中于躯干下部，而激素分泌量的改变亦会使关节产生松动，出现骨盆和外周关节活动范围显著增加等现象，使人体被迫需要调整身体重心以维持平衡。孕期妇女的重心产生向前和向上移动的趋势，重心一旦产生变化，关节力矩、足底压力和地面反作用力等都会随之发生联动。不正确的身体姿态会造成很多妊娠妇女下肢、骨盆和下背疼痛、肌肉抽筋等肌肉骨骼系统损伤，甚至引起跌倒。

第一节　女性妊娠阶段的形态特征

一、身体形态

怀孕可以引起身体姿态发生各种解剖和生理变化，如脊柱变形和下肢水肿等。随着妊娠的发展，女性"S"曲线更加明显，这是因为身体为平衡腹部重量的增加，骨盆逐渐前倾，耻骨尾骨向后移动，增加了腰椎向前的弯曲程度。由于脊柱是一个动态结构，腰椎角度的变化引起脊柱其余部分产生连锁反应，胸椎向后弯曲增加，颈椎向前弯曲增加，但由于乳房重量的增加，肩膀会在一定程度上向前折叠靠近胸部。为减小脊柱的负荷，腰部和颈部后侧肌肉紧张程度增加，与此相反，上背部、腹部及大腿后侧肌肉由于被过分拉长而松弛。

1.对妊娠妇女及正常女性身体形态的比较发现，怀孕会增大脊柱的生理弯曲程度，同时出现驼背等相应的身体姿态。

2.晚期妊娠比早期妊娠骨盆前倾和腰椎前凸更明显，同时，头部产生向后的移动。

3. 对孕期妇女及其产后的站立姿态进行对比发现，产后骨盆前倾程度及腰椎前弯程度均有所减小。

二、足部特征

下肢浮肿是怀孕时出现的普遍现象，以足踝处浮肿最为常见。

1. 妊娠妇女足部变宽是足部发生水肿的结果。

2. 约 44% 的妊娠妇女足长度、宽度和体积明显增加。

3. 对妊娠妇女足部进行测量，同样得出怀孕期间足部长度和宽度均增加的结果。

因此，足长、宽的增加是妊娠妇女较显著的一个变化特征。足弓是维持站立和缓冲震动的重要结构，怀孕期会导致足弓形态发生改变。而足弓高度的降低会导致足底筋膜炎、膝关节痛和下背痛等疾病。

第二节 妊娠阶段的运动变化

一、步态

妊娠期间，为适应身体重量和形态的改变，步态模式会产生相应变化。

1. 怀孕晚期步宽增加，这是为在行走中维持身体稳定产生的适应性改变。

2. 妊娠晚期妇女与非妊娠期女性相比，单支撑相和双支撑相的时间不同，而步速、步长没有显著性差异。此外，尽管怀孕后期妊娠妇女在双支撑相骨盆间距和两踝间平均宽度明显增加，但两者间比例不变，这也证明了妊娠妇女多采用增加步宽的方式抵消骨盆变化造成的身体不稳定。

3. 随着怀孕时间的增加，步速逐渐减慢、步态周期增加。怀孕期间，妊娠妇女维持身体稳定的方式不同，有些以增加步宽为主，但也有采用降低步速的方式。步宽的增加会导致身体侧向位移加大，同时外展肌限制非支撑侧骨盆活动，这也是一些妊娠妇女出现"鸭子"步态的原因。

二、下肢关节

关节角度的变化对姿势的控制、平衡的维持及损伤的预防具有重要意义。

1.妊娠中后期，关节角度在矢状面和冠状面的变化程度随怀孕时间的增加而显著增加，但在水平面上产生的变化不明显。其中，右髋在支持相最大伸展和最大内收外展程度明显减小，从而保持下肢在支撑末期更靠近中立位。

2.中、晚期的妊娠妇女踝关节跖屈角度减小。

3.孕妇在步态周期末期髋关节屈曲角度、膝关节屈曲角度及踝关节背屈角度增加最明显，在步态周期中期髋关节内收和内旋角度增加最明显。

三、躯干

行走是妊娠妇女主要的日常活动方式，怀孕引起的负荷增加不均匀、关节运动幅度变化及下肢浮肿等都会对躯干造成影响。

1.妊娠后期水平面内骨盆和脊柱胸腰椎节段活动度均减小，冠状面内骨盆活动度减小，矢状面内骨盆、胸廓和脊柱胸腰椎节段活动度没有明显变化。在怀孕后期和产后8周的运动学对比分析中得出，产后在水平面和冠状面内各关节活动度与妊娠后期没有明显差异，而在矢状面内胸廓活动度增加，骨盆活动度减小。这些变化与腹部肌肉群及群干后部肌肉群的功能改变有关。

2.与产后一年相比，妊娠晚期妇女骨盆最大前倾角增加，但具有较大的个体差异性，这可能是造成妊娠妇女骨盆痛的主要生物力学机制。骨盆对摆动腿在摆动相初期产生旋前作用，在支撑相末期产生旋后作用。目前，对怀孕相关骨盆痛的机制研究没有一致定论，可能与骨盆活动范围增加或骨盆胸廓协同作用等躯干运动学变化有关。

第三节　妊娠阶段的下肢动力变化

一、足底压力

孕妇会采用各种不同的方式站立以保持平衡。

1.将人体足底部分为前、中、后三个掌区，通过比较妇女妊娠晚期时足底压力的变化情况，发现妊娠晚期妇女足中掌压力峰值显著增加。

2.妊娠妇女足底中部压力增大而前部减小，这可能是由于距骨头降低导致弹性韧带松弛，或胫骨后肌韧带的功能衰退而引发旋前肌的功能改变。接触面积方面，足内外侧边缘与地面的接触面积增加了 12%，这样分散了由于体重增加造成的更大的压强。

3.对妊娠期妇女静止站立时的足底压力进行测量，结果显示，足底压力峰值没有明显变化。足底压力中心前后移动幅度明显增加，在左右方向上没有变化。

4.足底和地面的接触面积也没有显著变化。足底压力和足底与地面接触面积变化的结论不一致与妊娠妇女本身适应能力的个体化差异有关。

二、关节力矩

怀孕引起的关节力矩改变是导致步态节律不稳和肌肉骨骼系统损伤的重要因素。

1.随着孕期的增加，髋关节伸展力矩、膝关节内收力矩增加，膝关节伸展力矩、踝关节跖屈力矩减小。骶髂关节痛可能与这些力矩变化有关。

2.将孕妇与正常女性的关节力矩和输出功率进行标准化，然后分别比较非标准化和标准化后的动力学参数得出，非标准化时，妊娠妇女髋关节在矢状面的最大伸展力矩明显增加，髋关节由屈曲力矩的产生变化到产生伸展力矩的时间更长，髋关节最大输出功率增加，在冠状面最大外展力矩及最大功率输出也增加。同时，踝关节在矢状面的最大跖屈力矩及最大跖屈输出功率增加。这些关节力矩值的改变表明，髋关节外展肌、屈肌及踝关节跖屈肌群的利用增加，这就容易导致妊娠妇女产生肌肉痉挛。标准化后，妊娠妇女除了髋关节外展力矩增加显著及最大踝关节跖屈力矩显著减小外，其他指标没有明显改变，说明妊娠妇女髋关节外展力矩和踝关节跖屈力矩的变化不是由于体重增加引起的。

三、地面反作用力

妊娠妇女步态模式的改变必然引起地面反作用力的变化。

1.妊娠妇女行走时，垂直方向地面反作用力峰值增加。进行体重标准化后，垂直方向地面反作用力在足跟离地期减小，说明孕妇具有较强的自我保护意识，行走时发力较小，在一定程度上减小了地面冲击力，但不易维持身体稳定。

2.对怀孕期间有跌倒史和未跌倒过的女性进行调查研究发现，地面反作用力与跌倒不存在重要联系。

四、平衡控制

大多数女性表示怀孕会导致姿态稳定性降低，因此妊娠妇女存在较高的跌倒风险。大约28%的妊娠妇女在怀孕期间发生过摔倒现象。在对正常成年人姿势控制的研究中发现，当双足分开一定距离时身体稳定性更好，双足分开距离越小越不易保持平衡。

但怀孕引起的人体质量不均匀分布及关节松弛不对称等都会对身体稳定性造成一定程度的破坏。

1.分析怀孕对身体控制平衡能力的影响，总结出怀孕期间身体对前后方向的控制能力下降，容易发生跌倒，而对左右方向的控制能力基本保持不变，但在产后侧向平衡控制能力有所衰退，可能与怀孕期间妊娠妇女采用更宽的双足距离作为支持基础，从而降低了重心高度有关。

2.通过观察身体重心移动轨迹证明，孕妇以较小的支撑基础站立时，重心位移变化幅度较大，身体平衡不易控制。

3.在对妊娠妇女身体重心与姿势平衡关系的研究中指出，妊娠妇女身体重心在矢状轴的移动幅度增加是造成其动作不稳定的因素之一。

综上所述，多数妊娠妇女行走时难以保持平衡，为避免跌倒多选择穿平底鞋。近期日本学者对鞋跟高度与孕妇跖屈力矩的关系进行相关研究，表明2～3cm的鞋跟高度更有利于减少孕妇日常活动中的损伤。

【小结】

回顾国内外关于妇女在妊娠阶段生物力学特征的研究成果，发现部分女性在怀孕期间会产生肌肉骨骼系统的运动损伤。这些损伤多数与由于胎儿发育引起的体重不均匀增加导致的重心、关节活动度、关节力矩、足底压力改变等一系列变化有关。

第三章

女性生殖系统解剖

第一节　内生殖器

一、中医论述

女性内生殖器是指生殖器官的内藏部分，包括阴道、胞宫等。

（一）阴道

阴道，又称产道，意指胎儿分娩时所经之道路，位于子宫与阴户之间。阴道之名最早见于隋代巢元方所著《诸病源候论》，"阴道"是中医固有的名称，与西医解剖学中的阴道名称、位置及功能相一致。

阴道是防御外邪入侵的关口，是排出月经、分泌带下的通道，是阴阳交合的器官，又是娩出胎儿、排出恶露的路径，故亦称产道。阴道可反映妇女脏腑、精气津液的盛衰，若肾、肝、脾功能正常，则阴道正常发育，阴中润泽；若肝肾不足，可引起阴道发育不良，或阴道干涩。

（二）胞宫

胞宫，是女性特有的内生殖器的概称，胞宫的功能涵盖内生殖器官的功能。胞宫除与脏腑、十二经脉互相联系外，与冲、任、督、带脉的关系更为密切。胞宫受肾、天癸主宰，汇通冲、任、督、带脉，以"出纳精气"通脑髓、联五脏、主司子宫，使子宫具有行经和种子育胎的正常功能。此外，还有胞脉、胞络，是附于胞宫并联属心肾的脉络。

子宫，是女性特有的生殖器官。"子宫"一词，最早见于秦汉以前经典著作《神农本草经·紫石英》条下"女子风寒在子宫，绝孕十年无子。"金元时期著名医家朱丹溪在《格致余论·受胎论》中描述子宫的功能和形态为："阴阳交媾，胎孕乃凝，所藏之处，名曰子宫。一系在下，上有两歧，一达于左，一达于右。"明确指出子宫是胎孕所藏之处。子宫在未孕的状态下呈前后略扁的倒梨形,壁厚而中空。子宫下部呈圆柱状,暴露于阴道部分的为子宫颈口,中医称子门,出自经典著作《灵枢·水胀》:"石瘕生于胞中,寒气客于子门,子门闭塞,气不得通,恶血当泻不泻。"子宫的功能是主行月经、分泌带下、种子育胎、发动分娩、排出恶露。子宫的特性是在胞宫的主司下具有明显的周期性月节律。子宫又是奇恒之腑,由于它的功能不同于一般的脏腑,脏藏精气而不泻,腑传化物而不藏,而子宫能藏能泻,藏泻有序,故子宫的又一个特性是:非脏非腑,亦脏亦腑,能藏能泻。

二、西医论述

女性内生殖器包括:阴道、子宫、输卵管及卵巢(图1)。

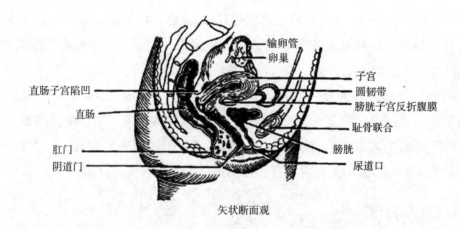

矢状断面观

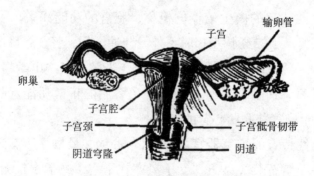

后面观

图1 女性内生殖器

（一）阴道

阴道位于真骨盆下部的中央，是性交的器官，是月经血排出与胎儿娩出的通道。上端包绕宫颈，下端开口于阴道前庭后部，前壁与膀胱和尿道邻接，后壁与直肠贴近。环绕宫颈周围的部分称阴道穹隆，可分为前、后、左、右四部分。阴道后穹隆较深，顶端与子宫直肠陷凹贴接，后者为腹腔的最低部分，在临床上具有重要意义，可经此处穿刺或引流。阴道后壁长于前壁，一般前壁长7～9cm，后壁长10～12cm。上端比下端宽，平时阴道前后壁相贴近。阴道壁有较大的伸缩性，阴道黏膜为复层鳞状上皮，无腺体，受性激素影响，而有周期性变化，幼女及绝经后妇女阴道抵抗力差，容易受感染。阴道壁富有静脉丛，受创伤后易出血或形成血肿。

（二）子宫

1. 解剖位置 子宫位于骨盆腔中央，前方为膀胱，后方为直肠，形似倒置的梨形，为空腔器官，前面扁平，后面稍突出。成年妇女的子宫，长7～8cm，宽4～5cm，厚2～3cm，宫腔容量约5mL。子宫上部较宽，称子宫体，其上端隆突部分称子宫底，子宫底两侧为子宫角，与输卵管相通。子宫的下部较窄，呈圆柱状，称为宫颈。子宫体与宫颈的比例，婴儿期为1：2，成人为2：1。

子宫腔为一上宽下窄的三角形。在子宫体与宫颈之间形成最狭窄的部分称为子宫峡部，非孕时长约1cm，其下端与宫颈内腔相连。子宫峡部的上端，在解剖上较狭窄而称解剖学内口；峡部的下端，因黏膜组织在此处由宫腔内膜转变为宫颈黏膜，又称组织学内口。宫颈内腔呈梭形，称宫颈管，成年妇女长约3cm，其下端为宫颈外口，宫颈以阴道附着部分为界分为两部分，即宫颈阴道上部和宫颈阴道部。未产妇的宫颈外口呈圆形，经产妇的宫颈外口因分娩影响形成横裂，分为上下两唇（图2）。

2. 生理功能 子宫为一空腔器官，腔内覆有黏膜，称子宫内膜。青春期后在卵巢激素的影响下，子宫内膜呈周期性变化并脱落形成月经；性交时精子通过子宫腔到达输卵管；受孕后，子宫为胎儿生长发育的场所；分娩时，子宫收缩使胎儿及其附属物娩出。

3. 组织结构 子宫体壁分为三层，外层为浆膜层，即脏腹膜；中间层最

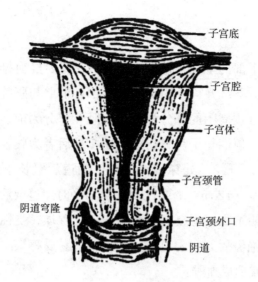

子宫冠状断面

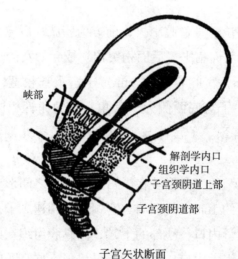

子宫矢状断面

图2　子宫各部

厚，为肌层；最内为黏膜层，亦称子宫内膜。

（1）子宫内膜：为一层粉红色的黏膜组织，较软而光滑。从青春期开始，子宫内膜受卵巢激素的影响，其表面2/3能发生周期性变化，称为功能层，余下1/3即靠近肌层的内膜无此种变化称为基底层。

（2）子宫肌层：由平滑肌及弹力纤维所组成，非孕时厚约0.8cm。肌束排列交错，大致可分为三层，外层纵形，内层环形，中层各方交织。肌层中含有血管，子宫收缩时压迫血管可制止出血。

（3）子宫浆膜层：覆盖于子宫体底部及前后面的腹膜，紧贴肌层。在子宫前面近峡部处，腹膜与子宫壁结合疏松，向前反折覆盖膀胱，形成膀胱子宫陷凹。覆盖此处的腹膜称膀胱子宫反折腹膜，与前腹壁腹膜相连接。在子宫后方腹膜沿子宫壁向下，至宫颈后方及阴道的穹隆，再折向直肠，形成直肠子宫陷凹，又称道格拉斯陷凹，并向上与后腹膜相连接。

宫颈主要由结缔组织构成，亦含有平滑肌纤维、血管及弹力纤维。宫颈管黏膜上皮细胞为高柱状，内有许多腺体，可分泌黏液，呈碱性，形成宫颈管内的黏液栓，使其与外界隔开。宫颈阴道部为鳞状上皮覆盖，表面光滑。宫颈外口柱状上皮与鳞状上皮交界处是宫颈癌的好发部位，宫颈黏膜受性激素的影响也有周期性变化。

4. 子宫韧带 子宫共有 4 对韧带以维持子宫的正常位置，还有骨盆底肌及筋膜的支托作用。

（1）子宫圆韧带：起于子宫两侧角的前面，输卵管近端的下方，向前下方伸展达两侧骨盆壁，再穿过腹股沟终止于大阴唇前端，有维持子宫呈前倾位置的作用。

（2）子宫阔韧带：为一对翼形的腹膜皱襞，由子宫两侧延伸至骨盆壁，将骨盆分为前后两部。阔韧带分前后两叶，上缘游离，内 2/3 包围输卵管（伞端无腹膜遮盖），外 1/3 部由伞端下方向外侧延伸达骨盆壁，称骨盆漏斗韧带或卵巢悬韧带，卵巢动静脉由此穿过。卵巢内侧与子宫角之间的阔韧带稍增厚，称卵巢韧带或卵巢固有韧带。阔韧带内有丰富的血管、神经及淋巴管，统称为子宫旁组织，阔韧带下部还含有子宫动静脉、其他韧带及输尿管。

（3）子宫主韧带：位于阔韧带下部，横行于宫颈两侧和骨盆侧壁之间，为一对坚韧的平滑肌与结缔组织纤维束，又称宫颈横韧带，为固定宫颈位置的重要组织。

（4）子宫骶韧带：从宫颈后面的上侧方，向两侧绕过直肠到达第 2、3 骶椎前面的筋膜，将宫颈向上向后牵引，间接地保持子宫于前倾位置。

子宫的位置和固定依赖于上述 4 对韧带及盆底肌肉、筋膜和其周围结缔组织束的承托。人体直立时，子宫底位于骨盆入口平面稍下，宫颈外口接近坐骨棘水平，子宫呈轻度前倾前屈位。

（三）输卵管

输卵管为一对细长而弯曲的管状器官，内侧与子宫角相连，外端游离，长8～14cm。输卵管为卵子与精子相遇受精的场所，也是向宫腔运送受精卵的通道。根据输卵管的形态可分为间质部、峡部、壶腹部、漏斗部或伞部四部分。

输卵管壁由浆膜层、肌层和黏膜层三层组成。浆膜层为子宫阔韧带的上缘，是腹膜延伸包绕输卵管而成；中层为平滑肌层，当平滑肌收缩时，能引起输卵管由远端向近端的蠕动，以协助受精卵向子宫腔运行；内层为黏膜层，上皮细胞分为纤毛细胞、无纤毛细胞、楔状细胞及未分化细胞四种。纤毛细胞的纤毛自外端向子宫方向摆动，有利于卵子的运送。

（四）卵巢

卵巢为一对扁椭圆形的性腺，是产生与排出卵子及分泌甾体激素的性器官。青春期前，卵巢表面光滑；青春期开始后，表面逐渐凹凸不平，成年妇女卵巢的大小约为4cm×3cm×1cm，重5～6g，呈灰白色，绝经后卵巢萎缩变小变硬。

卵巢位于子宫两侧，输卵管的后下方。以卵巢系膜连接于子宫阔韧带后叶的部位称卵巢门，卵巢血管与神经经此出入卵巢。卵巢外侧以骨盆漏斗韧带连于骨盆壁，内侧以卵巢固有韧带与子宫连接。

卵巢实质可分为皮质和髓质两部分。皮质在外周占卵巢的大部分，其中有数以万计的原始卵泡及致密结缔组织；髓质在卵巢的中心部分，含有疏松结缔组织及丰富的血管、神经、淋巴管及少量与卵巢悬韧带相连续的平滑肌纤维。

第二节　外生殖器

一、中医论述

外生殖器是指生殖器官外露部分，包括毛际、阴户、玉门。《灵枢·经脉》称为"阴器"。经典著作《素问·厥论》称为"前阴"。汉代《养生方》中的

"女阴图"，是国内现存最早的女性外生殖器图。

（一）毛际（阴阜）

毛际，主要指前阴隆起的脂肪垫，即阴阜。青春期开始生长阴毛，与月经初潮时间大致同步。阴毛，亦称之为"性毛"，具有男女性别的特征，成熟女性的阴毛呈尖端向下的倒三角形。阴毛在一定程度上能反映肾气的盛衰，阴毛异常也是部分疾病的特征。

（二）阴户

阴户，又称"四边"。四边，即前起阴蒂，后至阴唇系带，左右大、小阴唇之间，阴道口外的前后左右，故称之为"四边"，出自《诸病源候论·卷三十八》。后世很少用"四边"，多用"阴户"之名称。

（三）玉门

玉门，古称"廷孔"，即阴道口。"廷孔"出自《素问·骨空论》："督脉者，起于少腹以下骨中央，女子入系廷孔。"古人也有根据婚嫁、产与未产的不同，对阴道口又冠以不同的命名，如《诸病源候论·卷三十七》说："已产属胞门，未产属龙门，未嫁女属玉门。"

玉门是防御外邪入侵之门户，是行月经、泌带下之出口，是合阴阳之入口，又是娩出胎儿、胎盘，排出恶露之产门。

二、西医论述

女性外生殖器是指生殖器官的外露部分，又称"外阴"，为两股内侧从耻骨联合至会阴之间的区域。包括阴阜、大阴唇、小阴唇、阴蒂、阴道前庭（图3）。

（一）阴阜

阴阜为耻骨联合前面隆起的脂肪垫。青春期该部皮肤开始生长阴毛，分布呈倒置的三角形，其疏密、粗细、色泽可因人而异。绝经后的老年妇女随卵巢功能的减退，阴毛亦逐渐稀落。

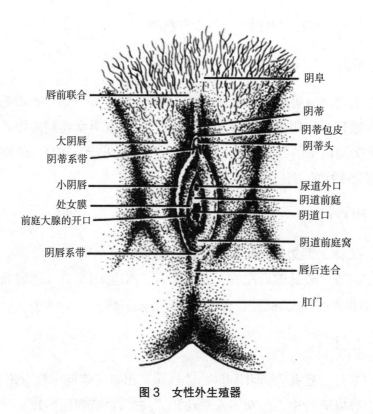

阴阜

唇前联合

阴蒂

阴蒂包皮

阴蒂头

大阴唇

阴蒂系带

小阴唇

尿道外口

阴道前庭

处女膜

阴道口

前庭大腺的开口

阴道前庭窝

阴唇系带

唇后连合

肛门

图3　女性外生殖器

（二）大阴唇

大阴唇为两股内侧隆起的一对皮肤皱襞，前接阴阜，后连会阴。子宫圆韧带终止于两侧大阴唇前端。其后端在会阴体前相融合而形成后联合。大阴唇内含有大量的皮下脂肪，其内有丰富的血管、淋巴管和神经。当局部受伤时，易发生出血，形成血肿。未婚妇女两侧大阴唇自然合拢，遮盖阴道口及尿道口。经产妇由于分娩，大阴唇松弛而向两侧分开。绝经后大阴唇呈萎缩状，阴毛也稀少。

（三）小阴唇

小阴唇为位于大阴唇内侧的一对薄皱襞，表面湿润、色褐、无毛，缺乏脂肪组织，但富于神经末梢、皮脂腺、血管、弹力纤维，非常敏感。两侧小阴唇的前端相互融合，再分为两叶包绕阴蒂，前叶形成阴蒂包皮，后叶形成阴唇系带。大、小阴唇后端相会合，在正中成一条横皱襞，称为阴唇系带，但在经产妇由于受分娩影响已不明显。

（四）阴蒂

阴蒂位于两侧小阴唇之间的顶端，为与男性阴茎海绵体相似的组织。由阴蒂头、阴蒂体和附于耻骨支上的两个阴蒂脚组成，仅阴蒂头露见，其直径为6～8mm，阴蒂头富含神经末梢及海绵状勃起组织，极敏感，属于性感器官之一。阴蒂体可充血勃起。

（五）阴道前庭

阴道前庭指两侧小阴唇之间的菱形区域，前方为阴蒂，后方为阴唇系带。阴道前庭的前方有尿道外口，后方有阴道口，阴道口与阴唇系带之间有一浅窝，称舟状窝，又称阴道前庭窝。经产妇由于分娩变平或撕裂而不明显。

1. 尿道口　位于阴蒂头下方。尿道口略呈圆形，其后壁有一对并列的腺体，称尿道旁腺，其分泌物有润滑尿道口的作用，但此腺常为细菌潜伏所在。

2. 前庭大腺　又称巴氏腺，位于阴道口大阴唇后部，如黄豆大，左右各一。腺管细长，有1～2cm，开口于前庭后方小阴唇与处女膜之间的沟内，性兴奋时分泌白色黏液，起润滑作用。正常情况下不能触及此腺，若因腺管口闭塞，可形成囊肿，合并感染则为脓肿。

3. 前庭球　又称球海绵体，位于前庭两侧，前部与阴蒂相连，后部与前庭大腺相邻，表面为球海绵体肌覆盖，由有勃起性的组织构成。

4. 阴道口和处女膜　阴道口位于尿道口后方，前庭的后部，为阴道的开口，其大小形状常不规则。阴道口覆有一层较薄的黏膜称处女膜，膜中央有孔，孔的形状、大小及膜的厚薄因人而异。处女膜多在初次性交时破裂，受分娩影响而进一步破损，产后残留数个小隆起状的处女膜痕。

第三节　女性生殖器邻近器官及血管、淋巴、神经

一、邻近器官

女性生殖器官与骨盆腔其他器官不仅在位置上密切相关，而且与其血管、淋巴、神经供应亦难以分开。

1. **尿道** 位于阴道前面，耻骨联合后面，从膀胱三角尖端开始，穿过泌尿生殖膈，终止于阴道前庭部的尿道外口。长约4cm。女性尿道短而直，又接近阴道，易引起泌尿系统感染。

2. **膀胱** 为一空腔器官，位于耻骨联合之后，子宫之前。其大小、形状可因其充盈状态及邻近器官的情况而变化。膀胱充盈时可凸向骨盆腔甚至腹腔。

3. **尿管** 为一对肌性圆索状管，各长约30cm，粗细不一。输尿管在腹膜后，从肾盂开始沿腰大肌前面偏中线侧下降（腰段），在骶髂关节处，经过髂外动脉起点的前方进入骨盆腔（骨盆段），继续下降到阔韧带底部，向前内方行，在邻近宫颈约2cm处，子宫动脉后方与之交叉，然后经阴道侧穹隆顶端绕向前方而进入膀胱壁（膀胱段），在壁内斜行1.5～2cm，开口于膀胱三角底的外侧角。

4. **直肠** 全长15～20cm。前为子宫及阴道，后为骶骨。直肠上段有腹膜遮盖，至直肠中段腹膜折向前上方，覆于宫颈及子宫后壁，形成直肠子宫陷凹。

5. **阑尾** 长7～9cm，通常位于右髂窝内，其位置、长短、粗细变化颇大，有的下端可达右侧输卵管及卵巢部位，而妊娠期阑尾的位置又可随妊娠月份的增加，而逐渐向上外方移位。

二、血管、淋巴、神经

（一）血管

女性内外生殖器官的血液供应主要来自卵巢动脉、子宫动脉、阴道动脉及阴部内动脉。各部位的静脉均与同名动脉伴行，并在相应器官及其周围形成静脉丛，且互相吻合，故癌肿或盆腔感染易于器官间扩散蔓延。

1. **卵巢动脉** 为腹主动脉的一条直接分支（左侧可来自左肾动脉）。在腹膜后沿腰大肌前下行至骨盆腔，并跨过输尿管与髂总动脉下段，经骨盆漏斗韧带向内横行，经卵巢系膜进入卵巢门，并在输卵管系膜内分出若干支供应输卵管，其末梢在子宫角附近与子宫动脉上行的卵巢支相吻合。

2. **子宫动脉** 为髂内动脉前干的分支，在腹膜后沿骨盆侧壁向下向前行，经阔韧带基底部、宫旁组织达子宫外侧，于约距宫颈内口水平2cm处横跨输尿管而达子宫侧缘，又于阴道上宫颈部分为上、下两支：上支较粗，沿子宫上缘迂曲上行，称子宫体支；下支较细，分布于宫颈及阴道上部，称宫颈–阴道支。

3. 阴道动脉 为髂内动脉前干的分支，有许多小分支分布于阴道中下段前后面及膀胱颈、膀胱顶。阴道动脉与子宫动脉的阴道支及阴部内动脉的分支吻合，因此阴道的上1/3由子宫动脉的宫颈阴道支供应，中1/3由阴道动脉供应，下1/3主要由阴部内动脉及痔中动脉供应。

4. 阴部内动脉 为髂内动脉前干的终支，经坐骨大孔的梨状肌下孔穿出骨盆腔，绕过坐骨棘背面，再经坐骨小孔进入会阴及肛门部，分为痔下动脉、会阴动脉、阴唇动脉、阴蒂动脉。

（二）淋巴

女性生殖系统具有丰富的淋巴管及淋巴结，均伴随相应的血管而行。首先汇入沿髂动脉的淋巴结，然后进入腰淋巴结，最后在第二腰椎部注入胸导管的乳糜池。女性生殖器淋巴主要分为外生殖器淋巴与内生殖器淋巴两组。

（三）神经

1. 外生殖器官的神经支配 主要为阴部神经，系体干神经，由第 Ⅱ、Ⅲ、Ⅳ骶神经的分支所组成。

2. 内生殖器官的神经支配 主要由交感神经与副交感神经支配。

第四节 骨盆、骨盆底的结构

骨盆是胎儿娩出的骨产道，其形状、大小与分娩关系密切。

一、骨盆的组成

1. 骨盆的骨骼 包括骶骨、尾骨及左右两块髋骨。骶骨由5～6块骶椎合成；尾骨由4～5块尾椎合成；每块髋骨又包括髂骨、坐骨及耻骨（图4）。

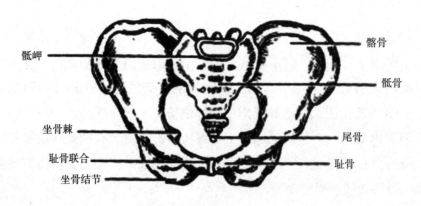

髂骨
骶骨
尾骨
耻骨

骶岬
坐骨棘
耻骨联合
坐骨结节

图 4　正常女性骨盆（前上观）

2. 骨盆的关节　包括耻骨联合、髂关节和骶尾关节。两耻骨间有纤维软骨，形成耻骨联合，位于骨盆的前方。骶髂关节位于骶骨与髂骨之间，在骨盆后方。骶骨和尾骨由骶尾关节连接，骶尾关节略可活动。

3. 骨盆的韧带　骨盆各部之间的韧带，较为重要的有骶结节韧带和骶棘韧带。妊娠期因受卵巢激素的影响，骨盆的韧带较松弛，各关节的活动性稍有增加，有利于分娩时胎儿通过。

二、骨盆的分界

以耻骨联合上缘、髂耻缘和骶岬上缘的连线（即髂耻线）为界，将骨盆分为上下两部分：上方为假骨盆（大骨盆），下方为真骨盆（小骨盆）。假骨盆位于骨盆分界线之上，为腹腔的一部分，前方为腹壁下部，两侧为髂骨翼，后方为第 5 腰椎。

假骨盆与产道无直接关系，但假骨盆某些径线的长短关系到真骨盆的大小。因此，测量假骨盆的这些径线可以作为了解真骨盆的参考。分界线以下为真骨盆，是胎儿娩出时的通道，故又称骨产道。真骨盆有上、下两口，即骨盆入口与骨盆出口，其间为骨盆腔。骨盆腔前壁为耻骨联合，后壁为骶骨与尾骨，两侧壁为坐骨、坐骨棘、骶棘韧带。耻骨联合全长约 4.2cm，骶骨长（指沿其弯曲的长度）约 11.8cm，高（指两端即骶岬至骶尖的直线距离）约 9.8cm。因此，骨盆呈前浅后深的形态。坐骨棘位于真骨盆中部，可经阴道或肛门触及，并作为判定子宫位置有无下垂及胎儿先露下降程度的标志。骶骨的前面凹陷形成骶窝，骶岬为第 1 骶椎向前突出部分，是骨盆内测量的重要指示点（图 5）。

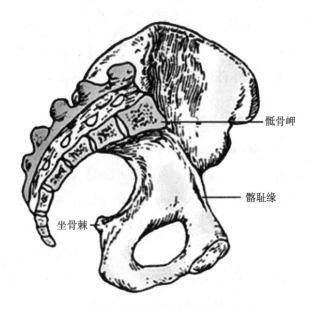

图 5　骨盆的分界（侧面观）

耻骨两降支构成耻骨弓。通常女性骨盆较男性骨盆宽而浅，有利于胎儿娩出。

三、骨盆底

骨盆底由多层肌肉和筋膜组成，封闭骨盆出口，中间有尿道、阴道及直肠穿过。骨盆底能承载盆腔脏器并保持其正常位置。若骨盆底的结构与功能异常，可影响盆腔脏器的位置和功能，甚至引起分娩障碍；若分娩处理不当，亦可损伤骨盆底。

骨盆底的前面为耻骨联合，后面为尾骨尖、两侧为耻骨降支、坐骨升支及坐骨结节。骨盆底可分为三层：浅层筋膜与肌肉、泌尿生殖膈、盆膈。盆膈为骨盆底最里层最坚韧组织，由肛提肌及其上、下筋膜组成，有尿道、阴道及直肠贯通其中。

肛提肌是位于骨盆底的成对扁肌，有加强盆底托力作用。会阴是指阴道口与肛门之间的软组织，厚 3～4cm，由外向内逐渐变窄呈楔状，表面为皮肤及皮下脂肪，内层为会阴中心腱，又称会阴体。妊娠期会阴组织变软，有很大的伸展性；分娩时，其厚度可由非孕期的 3～4cm 变成薄膜状，利于分娩的进行。分娩时要保护此区，以免造成会阴裂伤。

四、腰骶部检查

检查时通常采取立、坐、卧不同的体位。

1. 望诊检查 观察有无脊柱侧弯或腰前凸加大、变平或后凸，走、立、坐、卧位有无姿势改变，有无肌肉痉挛，有无包块、窦道、脓肿。腰骶部有丛毛、色素沉着等应考虑隐性脊柱裂及相关疾病。从侧面看腰椎生理曲度是否正常。从后面观，腰椎棘突连线是否位于正中线。

2. 触诊检查

（1）骨触诊：检查时患者站立，逐个触诊腰椎棘突是否有压痛、畸形。检查腰椎前面时，嘱患者仰卧，双膝屈曲，使腹部松弛，医者用手放在脐下，轻轻向下压迫，触诊第5腰椎和第1骶椎的前面，注意有无压痛和肿块。

（2）软组织触诊：沿腰椎棘突线上触诊，如棘上韧带或棘间韧带撕裂伤，触诊时有压痛。触诊骶棘肌时，嘱患者头部后仰，使骶棘肌松弛，触诊时注意肌肉的形状，有无触痛、痉挛或萎缩，两侧肌肉是否对称，局部是否有肿物。检查腹股沟区时注意有无腰肌脓肿。

（3）运动功能检查：腰部运动有前屈、后伸、侧弯、旋转几种。①前屈运动：患者取站立位，嘱其向前弯腰，腰椎前屈运动正常可达80～90°。②后伸运动：患者站立位，嘱其腰部后伸，腰椎后伸正常可达30°。影响腰部后伸的常见疾病有腰椎滑脱、腰椎结核、强直性脊柱炎等。③侧弯运动：患者站立位，嘱其尽量向一侧作侧弯运动，然后再向另一侧尽量作侧弯运动，运动时应防止骨盆向一侧倾斜。腰椎侧弯运动正常可达20～30°。影响腰椎侧弯运动的常见疾病有腰椎横突骨折、腰背部软组织损伤等。④旋转运动：患者站立位，嘱其尽量向一侧旋转躯干然后回到原位，再向另一侧旋转躯干，运动范围正常可达30°。两侧对比，若有腰部软组织损伤或腰椎横突骨折等伤病，可出现腰部旋转运动障碍。

五、骨盆环检查

1. 望诊检查 观察骨盆是否倾斜，两髂前上棘是否在一直线，骨盆骨折、脊柱侧弯、下肢短缩、臀肌瘫痪、内收肌痉挛等均可引起骨盆倾斜。观察臀肌有无萎缩，双侧臀沟是否对称，臀部有无瘢痕、窦道、寒性脓疡。

2. 触诊检查

（1）骨触诊：检查时患者取站立位。首先检查前面，触诊髂前上棘、髂嵴的骨轮廓，注意两侧是否等高，有无压痛。触诊耻骨结节，耻骨联合，耻骨上、下支，注意有无压痛及骨轮廓改变。侧面触诊股骨大转子，两侧是否等高，局部有无触痛。后面检查髂后上棘，两侧是否等高，骶髂关节处有无压痛，骶骨后面骨轮廓有无改变。尾骨有无压痛。屈曲髋关节，检查坐骨结节骨轮廓有无改变。

（2）软组织触诊：患者仰卧位，双膝关节屈曲，触诊骨盆前面的髂窝区，注意有无囊性肿物及压痛，腹股沟区有无肿胀。患者俯卧位，检查臀大肌区及梨状肌下缘有无压痛。

3. 骨盆的特殊检查

（1）骨盆分离挤压试验：患者仰卧位，检查者双手将两侧髂嵴用力向外下方挤压，称骨盆分离试验。反之，双手将两髂骨翼向中心相对挤压，称为骨盆挤压试验。能诱发疼痛者为阳性，多见于骨盆环骨折。

（2）"4"字试验（Patrick 征）：患者仰卧，患肢屈髋膝，并外展外旋，外踝置于对侧大腿上，两腿相交呈"4"字，检查者一手固定骨盆，一手于膝内侧向下压。若骶髂关节痛，则为阳性，提示骶髂关节劳损、类风湿关节炎等（图6）。

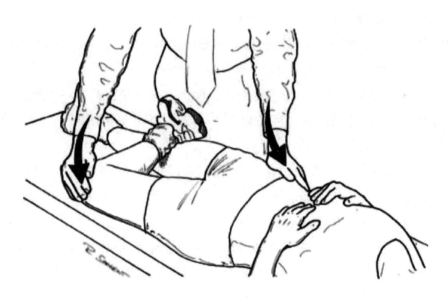

图6　"4"字试验

六、髋部检查

1. 望诊检查

（1）前面观察：除观察局部皮肤情况（擦伤、色泽、瘀斑、窦道、肿胀、隆起、皮肤皱襞）、姿势的变化外，还应观察骨性标志，如髂前上棘两侧是否在同一水平线上。

（2）后面观察：对比两侧臀横纹是否对称。

2. 触诊检查

（1）骨触诊：先检查髋部的前面，触诊髂前上棘、髂嵴、股骨大转子的骨轮廓，注意有无压痛，两侧对比是否等高，触诊耻骨联合有无压痛。进一步检查髋部后面，触诊股骨大转子后面骨轮廓，注意有无压痛、肿胀及波动感。

（2）软组织触诊：在股三角区触诊淋巴结是否肿大，局部有无肿胀、压痛等。

3. 运动检查 髋关节的活动方向有前屈、后伸、外展、内收、外旋、内旋六种，检查时注意防止脊椎代偿动作。

（1）前屈运动：检查时患者仰卧位，两下肢中立位，将骨盆放平，正常髋关节屈曲可达145°。

（2）后伸运动：检查时患者俯卧位，两下肢伸直，医者将一侧手臂放在患者髂嵴和下部腰椎上固定骨盆，正常可达40°。

（3）外展运动：检查时患者仰卧位，两下肢中立位，医者一手按住髂骨，固定骨盆，另一手握踝部缓慢地将患者下肢向外移动，当医者感到骨盆开始移动时，停止外展运动，其外展运动正常可达45°。

（4）内收运动：检查时患者仰卧位，两下肢中立位，医者一手接住髂骨，固定骨盆，嘱患者下肢内收，从健侧下肢前方越过中线继续内收，至骨盆开始移动为止，内收正常可达30°。

（5）外旋运动：检查时患者仰卧位，下肢屈髋、屈膝各90°，医者一手扶患者膝部，另一手扶足部，使小腿内收，则大腿沿纵轴外旋，测出小腿内收的角度，即为髋关节外旋的度数，正常可达40～50°。

（6）内旋运动：检查时患者体位同外旋运动检查，医者一手扶患者膝部，另一手扶足部，使小腿外展，则大腿沿纵轴内旋，测出小腿外展的角度，即为髋关节内旋的度数，正常可达30～40°。

第四章

女性生殖生理

第一节　女性一生各时期的生理变化

女性一生各时期具有不同的生理特点，其中以生殖系统的变化最为显著。《素问·上古天真论》明确指出："女子七岁，肾气盛，齿更发长；二七而天癸至，任脉通，太冲脉盛，月事以时下，故有子；三七，肾气平均，故真牙生而长极；四七，筋骨坚，发长极，身体盛壮；五七，阳明脉衰，面始焦，发始堕；六七，三阳脉衰于上，面皆焦，发始白；七七，任脉虚，太冲脉衰少，天癸竭，地道不通，故形坏而无子也。"这是以七岁为律，按女性各年龄阶段生理变化分期的最早记载。以上内容表明肾气的盛与衰，天癸的至与竭，主宰着女子的生长、发育、生殖与衰老的过程。其中最突出的是从"二七"至"七七"之年这35年左右的生殖生理活动时期所表现的经、带、胎、产、乳的生理特点。由于古代和现代生活条件不同，分期的时间划分上略有差异，本教材结合现代认识将女性一生分为胎儿期、新生儿期、儿童期、青春期、性成熟期、围绝经期、老年期，并按此七期论述其生理变化。

一、胎儿期

父母精卵结合成受精卵是妊娠的开始。《灵枢·决气》曰："两神相搏，合而成形。"受精后及受精卵在子宫内种植、生长、发育、成熟的时期为胎儿期。需10个妊娠月，即280天。胎儿期为人生之始，中医有"慎始""胎教"理论，是胎儿期的早期教育。

二、新生儿期

婴儿出生后4周内称为新生儿期。个别女婴在母体内受性腺和胎盘所产生的性激素影响，出生时乳房可略呈隆起或有少许泌乳，外阴较丰满；出生后脱离胎盘，血中女性激素水平迅速下降，极少数女婴可出现少量阴道出血，这是生理现象，短期内会自然消失。

三、儿童期

出生 4 周～12 岁为儿童期。儿童期又可分为儿童前期和后期。儿童前期即 7 岁之前，是肾气始盛的时期，齿更发茂，身体持续增长和发育，但生殖器官仍为幼稚型；在儿童后期，8～12 岁时，第二性征开始发育，逐渐呈现女性体态特征。

四、青春期

从月经初潮至生殖器官逐渐发育成熟的时期称青春期。世界卫生组织规定青春期为 10～19 岁，约为"二七"至"三七"之年，可作为中医妇科学青春期的参考。此期显著的生理特性为：

1. 体格发育 身高、体型已渐发育为女性特有的体态。

2. 生殖器官发育 （第一性征）生殖器从幼稚型变为成人型。

3. 第二性征发育 呈现女性特有的体态。

4. 月经来潮 月经来潮是青春期开始的一个重要标志。初潮 1～2 年内，月经可或迟或早，或多或少，或停闭几月等，此属生理现象。

5. 具有生育能力 此时期整个生殖系统的功能虽尚未完善，但已有生育能力。

五、性成熟期

性成熟期又称生育期，是卵巢生殖功能与内分泌功能最旺盛的时期。一般自 18 岁左右开始，历时 30 年，即中医从"三七"至"七七"之年（21～49 岁）。此期女性肾气、脏腑、天癸、冲任、气血具有相应的节律性变化，月经有规律地、周期性来潮，生殖功能经历成熟、旺盛及衰退的生理过程。

在性成熟期，女性乳房亦发育成熟。中医认为女子"乳头属肝""乳房属胃"，足少阴肾经行乳内。孕期乳房充分发育，以适应产后哺乳的需要。

六、围绝经期

"七七"之年为围绝经期，肾气渐虚，冲任二脉虚衰，天癸渐竭，生殖器官及乳房也逐渐萎缩，中医称"经断前后"或"绝经前后"。1994 年世界卫生组织（World Health Organization，WHO）召开有关绝经研究进展工作会议，推荐采用"围绝经期"的名称，即包括绝经前期、绝经期、绝经后期三个阶段。

绝经前期，有的妇女会出现月经失调，如周期或提前或推后，经量或多或少，甚者可患崩漏。有些妇女也可同时出现腰膝酸软、夜尿频多、烘热汗出、烦躁易怒、失眠健忘、发枯易脱、牙齿酸软等症状。

约80%的妇女绝经期在44～54岁。自然绝经通常是指女性生命中最后一次月经后，停经达到1年以上者。据现代调查，中国妇女平均绝经年龄为49.5岁，与两千多年前《内经》提出的"七七"（49岁）经断年龄是一致的。此期大多数妇女能自我调节，平稳度过。但由于体质、社会、家庭、心理、工作环境等复杂因素的影响，一部分妇女会出现"经断前后诸证"，即现在所称"围绝经期综合征"。

绝经后期，是指绝经后至生殖功能完全消失时期，绝经后女性将步入老年期。

七、老年期

老年期一般指60～65岁以上的妇女。此期肾气虚，天癸已衰竭，生殖器官萎缩老化，骨质疏松而易发生骨折，心、脑功能亦随之减退，全身功能处于衰退期。

第二节　女性生理特点

女性生理特点包括月经、带下、妊娠、产褥与哺乳。认识女性的生理特点及其产生的机理，才能知常达变，有效地防治经、带、胎、产、杂病。

一、月经生理

月经是指有规律的周期性的子宫出血，月月如期，经常不变，故有"月信""月事""月水"之称，以示月经有"月节律"的周期性。"月经"之名首见晋代《脉经》。月经是女性最显著的生理特点，月经初潮标志着青春期的到来，已初具生殖功能。初潮后30～35年间，一般每月行经一次，信而有期。李时珍《本草纲目·妇人月水》中指出："女子，阴类也，以血为主，其血上应太阴，下应海潮，月有盈亏，潮有朝夕，月事一月一行，与之相符，故谓之月水、月信、月经。经者，常也，有常轨也。"张景岳《妇人规·经脉类》也说："月以三旬而一虚，经以三旬而一至，月月如期，经常不变，故谓之月经，又谓之月信。"西医认为月经是指伴随卵巢周期性排卵，卵巢分泌雌、孕激素的周期性变化所引起的子宫内膜周期性脱落及出血。规律月经的建立是生殖功能成熟的主要标志。

（一）月经的生理表现

1. 月经初潮　第 1 次月经来潮称月经初潮。月经初潮年龄多在 13～14 岁，即"二七"之年。可早至 11～12 岁，迟至 16 岁。月经初潮的迟早受各种内外因素的影响，如体弱或营养不良者，初潮可推迟，而体质强壮及营养良好者，月经初潮正常或提早。

2. 月经周期　月经有月节律的周期性，出血的第 1 天为月经周期的开始，两次月经第 1 天的间隔时间称为一个月经周期，一般为 21～35 天，平均 28 天。周期长短因人而异。"经贵乎如期"，每个妇女的月经周期有自己的规律性，一般不应提前或推后 1 周以上。

3. 经期　即月经持续时间，正常经期为 3～7 天，多数为 3～5 天。第 1 天经量不多，第 2～3 天经量多，第 3 日后渐少，持续时间不超过 7 天。

4. 月经的量、色、质　月经量的多少难以准确统计，一般以每月月经量 30～50mL 为适中，超过 80mL 为月经过多。经色暗红，经质不稀不稠，不凝固，无血块，无特殊臭气。

5. 月经期表现　行经前，可出现胸乳略胀，小腹略坠，腰微酸，情绪易波动，这是由于经前冲任气血充盛，气血变化较剧，子宫血流量增加，气机易于郁滞的结果，一般经来自消，不作病论。

6. 绝经　妇女一生中最后 1 次行经后，停闭 1 年以上，称为绝经。年龄一般为 45～55 岁。

此外，尚有身体无病而月经定期两个月来潮一次者，称为并月；三个月一来者，称为"居经"或"季经"；一年一行者称为"避年"；还有终生不潮而能受孕者，称为"暗经"；受孕初期仍能按月经周期有少量出血无损于胎儿者，称为"激经"，又称"盛胎"或"垢胎"，均是特殊生理现象，若无不适，不影响生育，可不作病论。若伴有子宫发育不良，或影响生育者，则要及早诊治。

（二）月经产生的机理

月经的产生，是女子发育成熟后，脏腑，天癸、气血、经络协调作用于胞宫的生理现象。《素问·上古天真论》曰："女子七岁，肾气盛，齿更发长；二七而天癸至，任脉通，太冲脉盛，月事以时下，故有子。"《妇人大全良方》指出："妇人以血为基本。"《女科撮要》也说："夫经水，阴血也，属冲任二脉主，上为乳汁，下为月水。"这是对月经产生机理的基本阐释。因此，月经产生的机理，须运用中医学的基础理论，从脏腑、天癸、气血、冲任督带、胞宫与月经的关系进行阐述。

1. 脏腑与月经 五脏的生理功能是化生和贮藏精、气、血、津液，六腑的功能是受盛和传化水谷，脏腑互为表里。五脏之中，肾藏精，肝藏血，脾统血，心主血，肺主气，气帅血，在月经产生中各司其职。如肾气旺盛，使天癸泌至，任通冲盛；肝血充足，气机条达，血气调畅；脾胃健运，则血海充盈，血循常道。月经的产生，肾起主导作用，与肝、脾关系尤为密切。

（1）肾：月经的产生以肾为主导。肾所藏之精，是禀受于父母的先天生命物质与后天水谷精微相融合而形成的一种精华物质。《素问·金匮真言论》曰："夫精者，身之本也。"《素问·上古天真论》曰："肾者主水，受五脏六腑之精而藏之。"《素问·六节藏象论》又曰："肾者，主蛰，封藏之本，精之处也。"肾藏精，是指肾具有生成、贮藏和施泄精气的功能。精藏于肾，依赖于肾气的贮藏作用和施泄作用发挥其主生殖的生理功能。如肾气盛，天癸至，月经来潮。

肾为天癸之源：肾气盛，天癸至，则月事以时下；肾气衰，天癸竭，则月经断绝。在特定的年龄阶段内，肾气初盛，天癸尚微；肾气既盛，天癸蓄极泌至，月事以时下。此后，随肾气的充盛，每月天癸泌至，呈现消长盈亏的月节律，经调而子嗣；其后又随肾气的虚衰，天癸亦渐竭，经断无子。可见肾为天癸之源。

肾为冲任之本：冲为血海，广聚脏腑之血，使子宫满盈；任脉为阴脉之海，使所司之精、血、津液充沛。任通冲盛，月季以时下，若任虚冲衰则经断而无子，故冲任二脉直接关系月经的潮与止。经与冲脉下行支相并，与任脉交会于关元，冲任的通盛以肾气盛为前提，故冲任之本在肾。

肾为气血之根：是月经的物质基础，气为血之帅，血为气之母。然"血之源头在于肾"，气血久虚，常须补肾益精以生血。《冯氏锦囊秘录》说："气之根，肾中之真阳也；血之根，肾中之真阴也。"阐明了肾有阴阳二气，为气血之根。

肾与胞宫相系：胞宫司月经，肾与胞宫相系。《素问·奇病论》云："胞络者，系于肾。"肾与胞宫相系，肾司开阖，亦主子宫的藏泻有常。

肾与脑髓相通：肾主生髓通脑，脑为元神之府，主宰人体的一切生命活动，月经的产生，亦离不开脑的调节。

肾为五脏阴阳之本：肾气调节机体的代谢和生理功能活动，是通过肾中阴阳来实现的。《医贯》指出："五脏之真，惟肾为根。"说明肾在机体中的重要作用和肾与他脏的关系。肾阴肾阳平衡协调，才能维持机体生理正常。

肾通过多渠道、多层次、多位点对月经的产生发挥主导作用，所以《傅青主女科》谓"经本于肾""经水出诸肾"。

（2）肝：肝藏血，主疏泄，喜条达，恶抑郁。肝具有储藏血液、调节血量和疏泄气机的作用。脏腑所化生之血，除营养周身外，均储藏于肝。月经的产生中，肝血下注冲脉，司血海之定期蓄溢，参与月经周期、经期及经量的调节。

肝经与冲脉交会于三阴交，与任脉交会于曲骨，与督脉交会于百会，肝通过冲、任、督与胞宫相通，使子宫行使其藏泻有序的功能。

肝肾同居下焦，乙癸同源，为子母之脏。肾藏精，肝藏血，精血同源而互生，同为月经的物质基础；肝主疏泄，肾主闭藏，一开一合共同调节子宫，使藏泻有序，经候如常。

（3）脾（胃）：脾胃为后天之本，气血生化之源。又脾主运化，主中气，其气主升，具有统摄血液，固摄胞宫之权。脾气健运，血循常道，血旺百经调。胃主受纳，为水谷之海，乃多气多血之腑，足阳明胃经与冲脉会于气街，故有"冲脉隶于阳明"之说。胃中水谷盛，则冲脉之血盛，月事以时下。

此外，月经的产生与心肺功能也有一定的关系。

（4）心：心主血脉，心气有推动血液在经脉内运行的作用。《素问·评热病论》指出："胞脉者，属心而络于胞中。"心又通过胞脉与胞宫相通。《石室秘录》指出胞宫为"心肾接续之关"，心气下通于肾，心肾相交，血脉流畅，月事如常。

（5）肺：肺主气，朝百脉而输精微，如雾露之溉，下达精微于胞宫，参与月经的产生与调节。

又肾主作强出伎巧，肝主谋虑，脾主思虑，心主神明，肺主治节，脑为元神之府。在脑主宰下，五脏所主的精神活动，对月经的产生均有调节作用。

2. 天癸与月经 天癸，男女皆有，是肾精肾气充盛到一定程度时体内出现的具有促进人体生长、发育和生殖的一种精微物质。天癸来源于先天，为先天之阴精，藏之于肾，受后天水谷精气的滋养而逐渐趋于成熟泌至，此后又随肾气的虚衰而竭止。《类经》中指出："天癸者，言天一之阴气耳，气化为水，名曰天癸……其在人身，是为元阴，亦曰元气……第气之初生，真阴甚微，及其既盛，精血乃旺，故女必二七，男必二八，而后天癸至。天癸既至，在女子则月事以时下，在男子则精气溢泻，盖必阴气足而精血化耳。"说明天癸源于先天，藏之于肾，在肾气旺盛时期，肾中真阴不断充实，在后天水谷之精的滋养下化生并成熟泌至。对妇女来说"天癸至"，则"月事以时下，故有子"，"天癸竭，地道不通，故形坏而无子也"，说明它使任脉所司的精、血、津液旺盛、充沛、通达，并使冲脉在其作用下，广聚脏腑之血而血盛，冲任二脉相资，血海满溢，月经来潮。《血证论》曰："故行经也，必天癸之水至于胞中，而后冲任之血应之，亦至胞中，于是月事乃下"。"七七"之年后，随肾气的虚衰，天癸竭，导致经断，形坏而无子。故天癸主宰月经的潮与止，天癸是"肾主生殖"的精微物质与功能的统一体。

3. 气血与月经 妇人以血为基本，月经的主要成分是血。然气为血之帅，血为气之母，血赖气的升降出入运动而周流。气血均来源于脏腑。气血和调，经候如常。气血"和调五脏，洒陈六腑""灌溉一身"，维系机体脏腑、经络的正常生理功能，也是脏腑、经络行使在月经产生中功能活动的基础。

4. 经络与月经 经络是运行全身气血，联络脏腑形体官窍，沟通上下内外，感应传导信息的通路系统。与妇女的生理、病理关系最大的是肾、肝、脾三经，尤其是奇经八脉中的冲、任、督、带。其生理功能主要是通过起源、循行路线和各自的功能对十二经脉气血运行起蓄溢和调节作用，并联系女子胞、脑、髓等奇恒之腑发挥作用。

（1）循行路线：冲、任、督三脉同起于胞中，一源而三歧。带脉环腰一周，络胞而过。冲、任、督在下腹部的循经路线正是女性生殖器官所在部位，冲、任、督、带经气参与月经产生的活动。

（2）功能作用：冲、任、督、带四脉具有如湖泽一样的蓄存功能。督脉属肾络脑；任督相通，调节一身阴阳脉气的平衡协调；带脉约束诸经，使经脉气血循行保持常度。在天癸的作用下，冲、任、督、带脉各司其职，调节月经的产生和维持其正常的生理状态。

5. 子宫与月经 在肾、天癸调节下，冲任二脉广聚脏腑之精血津液，受督带调约，协调作用于胞宫。胞宫主司子宫，子宫为血海，血海由盛而满，由满而溢；子宫主行月经，血溢子宫，月经来潮。

综上所述，肾气盛，天癸至，任通冲盛，督带调约，协调作用于胞宫，使子宫血气满盈，应时而下，是月经产生的主要机理。月经产生的过程是女性生殖生化的过程，月经生理现象是生殖功能正常的标志，月经周期是女性生殖周期。其中肾、天癸、冲任、胞宫是产生月经的中心环节，各环节之间互相联系，不可分割，调节月经的产生。现代中医称之为"肾–天癸–冲任–胞宫轴"。

（三）月经周期节律

月经具有周期性、节律性，是女性生殖生理过程中肾阴阳消长、气血盈亏规律性变化的体现。月经有行经期、经后期、经间期、经前期四个不同时期的生理节律形成月经周期。现以 28 天为一月经周期阐述如下：

（1）行经期：周期第 1～4 天，子宫血海由满而溢，泻而不藏排出经血，月经来潮既是本次月经的结束，又是新周期开始的标志，呈现"重阳转阴"特征。

（2）经后期：周期第 5～13 天，指月经干净后至经间期前，此期血海空虚渐复，子宫藏而不泻，呈现阴长的动态变化。阴长，指肾水、天癸、阴精、血气等渐复至盛，呈重阴状态。重阴，是指月经周期阴阳消长节律中的阴长高峰时期。

（3）经间期：周期第 14～15 天，也称氤氲之时，或称"的候""真机"期（即西医所称的"排卵期"）。此期正值两次月经中间，故称之为经间期，是重阴转阳、阴盛阳动之际，正是种子之候。《证治准绳·女科》引袁了凡曰："凡妇人一月经行一度，必有一日氤氲之候……顺而施之，则成胎矣。"

（4）经前期：周期第 15～28 天，即经间期之后，此期阴盛阳生渐至重阳。重阳，是指月经周期阴阳消长节律中阳生的高峰时期，此时阴阳俱盛，以备种子育胎。若已受孕，精血聚以养胎，月经停闭不潮；如未受孕，阳盛则开，去旧生新，血海由满而溢泻，月经来潮，又进入下一个周期。月经周期中四个不同时期的循环往复，周而复始，形成了月经周期的月节律。月经各期中阴阳转化及气血盈亏变化的规律，是指导调经的基础理论之一。

（四）月经周期的形成和调节

《素问·上古天真论》关于月经产生的理论是经典之说。中医学对月经周期的形成和调节的论述，目前有几种学术见解可供参考。

（1）天人相应说：《素问·八正神明论》认为月经的节律与月相盈亏的节律一致。妇女的性周期以月为节律，故明代李时珍、张介宾取象比类以此推论月经调节为上应月相，下应海潮，是天人相应的现象。《血证论》也指出："月有盈亏，海有潮汐。女子之血，除旧生新，是满则溢、盈必亏之道。女子每月则行经一度，盖所以泄血之余也。"

（2）肾阴阳转化说：月经周期性的藏泻，是肾阴、肾阳转化，气血盈亏变化的结果。经后期血海空虚，肾阴增长，阴中有阳，此时表现为"藏而不泻"；经间期，是肾之阴精发展到重阴转阳的转化时期；经前期，是肾阳增长，阳中有阴，阳气渐趋充旺时期；行经期，"重阳则开"，在阳气的转化下推动经血的排出，子宫表现为"泻而不藏"，除旧生新，出现新的周期。

（3）肾－天癸－冲任－胞宫轴说：现代有中医学者根据《内经》理论和西医学相关观点，从肾气、天癸、冲任、胞宫之间的关系及其调节指导调经、助孕、安胎等系列研究，逐渐形成了中医学的肾－天癸－冲任－胞宫轴概念，月经周期由此轴进行调节。

（4）脑－肾－天癸－冲任－胞宫轴说："中医天癸古今论"者根据古今对天癸的认识及"脑为元神之府"和肾主髓通脑的理论，提出脑－肾－天癸－冲任－胞宫（女）、睾丸（男）轴为性生殖功能调节系统"的新概念，由这一轴主司月经生理。

（5）心、肾、子宫轴的主调作用说：现代有学者根据长期的临床实践，以及推导阴阳运动的太极八卦理论认识而提出心、肾、子宫生理生殖轴。

上述学术观点，从不同的角度认识或阐述月经周期性节律的形成，丰富和发展了妇科理论，其中肾－天癸－冲任－胞宫轴说，得到较普遍的认同。该轴根据中医学理论认为，月经产生的主要环节是肾、天癸、冲任、胞宫且彼此互相联系不可分割，是中医妇科学在继承传统理论基础上创新与发展的新理论，是中、西医妇科学在月经和生殖机理中重要的结合点，又是调经法的理论依据之一，具有重要的临床意义。

（五）绝经机理

《素问·上古天真论》提出："女子……七七，任脉虚，太冲脉衰少，天癸竭，地道不通，故形坏而无子也。""七七"之年，肾气虚，三阳脉衰，任虚冲衰，天癸竭，最终导致自然绝经。

二、带下生理

带下是健康女性从阴道排出的一种阴液，无色透明如蛋清样，或黏而不稠如糊状，其量适中，无腥臭气，称生理性带下，俗称白带。如《沈氏女科辑要》引王孟英说："带下，女子生而即有，津津常润，本非病也。"

（一）带下的生理现象及作用

1. 带下属阴液　津液广泛地存在于脏腑、形体、官窍等器官的组织之内和组织之间，起着滋润、濡养作用。也是维持人体生命活动的基本物质之一。津和液虽不尽相同，但同源而互生，故常津液并称。就生理性带下的性状（黏而不稠，流动性小）和作用（濡养）而言，带下属液为多，故有称"带液"。

2. 妇女一生各时期的带下变化　随着肾气和天癸的调节，妇女一生中带下呈现不同的变化。青春期前肾气未盛，天癸未至，带下量少；十四岁左右，肾气盛，天癸至，带下明显增加；青春期肾气平均，发育成熟，带下津津常润。在经间期，重阴转阳，带下的量增多，质清晶莹而透明，具有韧性可拉长；妊娠期，阴精下聚冲任、子宫以养胎，带下略多而稠厚；绝经前后，肾气渐虚，天癸渐竭，真阴渐亏，带下减少，阴中失润。显示了带下随肾气的盛衰和天癸至与竭而变化，在一定程度上反映了女性的生殖生理状况的一个侧面，正如《血证论·崩带》云："胞中之水清和……乃种子之的候，无病之月信也。"

3. 带下的作用　带下润泽胞宫、阴道、外阴，提示种子之的候，反映阴液的充盛与亏虚。

（二）带下产生的机理

1. 脏腑与带下　带下属阴液，与阴液关系最大的脏腑是肾、脾。《素问·逆调论》曰："肾者水脏，主津液。"《景岳全书·妇人规》："盖白带……精之余也。"指出生理性带下，由肾精所化。又脾主运化，行津液，布精微，脾气健运，传输津液各走其道，其渗灌于前阴空窍，与精之余和合而为带下。

2. 经络与带下　带下的产生与任、督、带的功能直接相关。任脉源于胞中，为阴脉之海，主一身之阴液，与带下的生理、病理直接相关。如《素问·骨空论》曰："任脉为病……女子带下瘕聚。"又《素问玄机原病式》曰："故下部任脉湿热甚者，津液涌而溢，而为带下。"带脉环腰一周，约束诸经，通于任督。带脉约束带液，使带液的量泌之有常。督脉贯脊属肾，为阳脉之海。任脉所司之阴液，若失去督脉的温化，则化为湿浊之邪，伤于带脉则带下病。

3. 胞宫与带下　《景岳全书》曰："盖白带出自胞宫。"《血证论》又说："带脉下系胞宫。"均认为带下受任脉所司，带脉约束，由胞宫渗润阴道，并能防御外邪入侵。

综上所述，生理性带下的产生，是肾精旺盛，津液充沛，天癸泌至，脾气健运，任带司约，督脉温化，协调作用于胞宫，渗润于阴道外阴的生理现象。

三、妊娠生理

妊娠是从受孕至分娩的过程。"两神相搏，合而成形"是妊娠的开始，"十月怀胎，一朝分娩"是妊娠的结束。

（一）妊娠机理

早在《周易》已经认识到"男女媾精，万物化生"创造人的生命。《灵枢·决气》指出："两神相搏，合而成形，常先身生，是谓精。"这分别是人类认识生命起源的最早的经典之说。《女科正宗·广嗣总论》说："男精壮而女经调，有子之道也。"概括了受孕的条件。男精壮包括正常的性功能及正常的精液；女经调包括正常的月经及排卵等。对于受孕的时机，《证治准绳·女科·胎前门》则一语道破："凡妇人二月经行一度，必有一日氤氲之候，于一时辰间……此的候也……顺而施之，则成胎矣。"由此可见，受孕的机理在于男女肾气充盛，天癸成熟，任通冲盛，精壮经调，适时和合，便成胎孕。胎孕在脏腑、天癸、气血、冲任的协调和滋养下，蕴藏在"子处"，即在子宫内逐渐发育成熟至足月分娩。

（二）妊娠期生理现象

1. 月经停闭 生育期有性生活史的健康女性，月经一贯正常而突然停经，首先应考虑妊娠。宜做相关检查以助诊。妊娠后，阴血下聚冲任、子宫以养胎，上营乳房以化乳，子宫藏精气而不泻，月经停闭不潮。

2. 早孕反应 孕后常出现胃纳不香，或不思饮食，或恶心欲呕、择食的早孕反应。孕后气血下注子宫以养胎，机体气血相对不足，则易出现倦怠、思睡、头晕等不适。3个月内逐渐消失。

3. 妊娠滑脉 妊娠后出现脉滑，是中医候胎的重要依据之一。《素问·阴阳别论》云："阴搏阳别，谓之有子。"尺脉候肾，肾藏精主生殖，妊娠以后，肾旺荫胎，故肾脉应指有力。《胎产心法》说："凡妇人怀孕，其血留气聚，胞宫内实，故尺阴之脉必滑数。"妊娠脉，轻取流利，中取鼓指，重按不绝。但若肾气虚弱，气血不足，或年岁已高的妇女有孕，滑脉常不明显。若精血不足者，孕后可出现沉涩或弦细脉。因而切脉固可作为妊娠诊断之一助，但必须结合临床表现及妊娠检查方能确诊。

4. 乳房变化 乳房自孕早期开始增大、发胀。乳头增大变黑易勃起。乳晕加大变黑。如《生生宝录》云："妇人乳头转黑，乳根渐大，则是胎矣。"

5. 子宫增大 孕后子宫变化最大，早孕40多天，可扪及子宫增大变软，子宫颈呈紫蓝色而质软。妊娠8周时，子宫增大如非孕时的2倍。妊娠12周，子宫增大如非孕时的3倍，可在耻骨联合上方触及。

6. 下腹膨隆 妊娠3个月以后，宫底随妊娠进展逐渐增高。手测子宫底高度可候胎之长养。

7. 胎动胎心 胎儿在子宫内冲击子宫壁的活动称胎动。一般在妊娠4个月开始自觉有胎动，有时在腹诊时可以触到或看见胎动。孕5个月后，可用一般听诊器在孕妇腹壁听到胎心。

8. 胎体 妊娠20周后可经腹壁触到子宫内的胎体。随妊娠进展胎体各部分日益明显，可通过四步触诊查清胎儿在子宫内的位置。

每次妊娠一般一胎。若一孕二胎者称"双胎"或"骈胎"，一孕三胎称"品胎"。

四、产褥生理

产育包括分娩、产褥和哺乳，是与妇女生育密切相关的三个阶段。由于哺乳颇具妇女生理特点，另列讨论。

（一）分娩

分娩是指成熟胎儿和胎衣从母体全部娩出的过程。分娩过程的处理，属专科性很强的产科范畴。因此必须对临产、正产以及影响分娩的因素有所了解。

1. 临产先兆 在分娩发动前数周，孕妇可有一些临产先兆征象出现。①释重感：妊娠末期胎入盆后，孕妇骤然释重，呼吸变得轻松，但可能感到行走不便和尿频。《胎产心法》载有"临产自有先兆，须知凡孕妇临产，或半月数日前，胎腹必下垂，小便多频数。"②弄胎（假临产）：《医宗金鉴·妇科心法要诀》云："若月数已足，腹痛或作或止，腰不痛者，此名弄胎。"即在产程正式发动的前一段时间内，可出现间隔与持续时间不恒定、强度不增加的"假阵缩"，有的产妇感到痛苦不适甚至喊叫，影响休息和饮食，有时与真阵缩不易鉴别，临床上应仔细观察以区分真假。

2. 正产现象 ①见红：接近分娩发动或分娩已发动时，阴道有少量血性分泌物和黏液。如果血量多则应考虑有否异常情况。②阵痛：从有规律的宫缩开始至宫口开全的腹部阵发性疼痛，称阵痛。开始时阵痛间隔时间约15分钟，逐渐缩短为5～6分钟，最后为2～3分钟，持续30秒钟以上，这一现象称开口期。③离经脉：临产时可扪得产妇中指本节脉搏跳动，称为离经脉。《产孕集》认为："尺脉转急，如切绳转珠者，欲产也。"说明尺脉转急是临产的征兆之一。《脉经》指出："妇人欲生，其脉离经。夜半觉，日中则生也。"可见离经脉具有一定的参考价值。

3. 影响分娩的因素 分娩能否顺利，取决于产力、产道、胎儿、精神因素四者的相互协调。若产力异常如宫缩过频、过强、过短、过弱或失去节律，或胎儿发育异常、胎位异常，或产道异常，均可影响分娩的进程，造成难产。除此以外，还有一些因素也能直接或间接地影响分娩顺利进行，如产妇的精神状态对正常分娩的进展有着直接影响，产妇的素体状态、产妇的年龄、产次、分娩间隔、胎盘的大小、破膜过早均在一定程度上影响分娩及易发生并发症。

（二）产褥

分娩结束后，产妇逐渐恢复到孕前状态，需6～8周，此期称为"产褥期"，又称"产后"。产后一周称"新产后"，产后一月称"小满月"，产后百日称"大满月"，即所谓"弥月为期""百日为度"。由于分娩时的产创与出血和产程中用力耗气，使产妇气血骤虚，因此，新产后可出现畏寒怕冷、微热多汗等"虚"象；又分娩后子宫缩复而有腹痛及排出余血浊液等"瘀"候，故产褥期的生理特点是"多虚多瘀"。国内有学者所进行的相关研究，基本证实了分娩后产妇存在"虚、瘀"状态，服用"补虚化瘀"生化汤加减的中药复方，"虚、瘀"状态明显改善，能提高产褥生理复旧功能。

恶露是产后自子宫排出的余血浊液，先是暗红色的血性恶露，也称红恶露，持续3～4天；后渐变淡红，量由多渐少，称为浆液性恶露，持续7～10天；继后渐为不含血色的白恶露，持续2～3周干净。如果血性恶露持续10天以上仍未干净，应考虑子宫复旧不良或感染，当予以诊治。

五、哺乳生理

顺产者，产后30分钟即可在产床上首次哺乳，令新生儿吮吸乳头，以刺激乳头尽早泌乳，促进母体宫缩，减少产后出血。提倡实行母婴同室，建立母子亲密的感情，并让婴儿吸吮免疫价值高的初乳，增强抗病能力，促进胎粪排出。推荐母乳喂养，按需哺乳，废弃定时哺乳，指导正确哺乳方法。

乳汁由精血、津液所化，赖气以行。如《景岳全书·妇人规》说："妇人乳汁，乃冲任气血所化。"精血津液充足，能化生足够的乳汁哺养婴儿，哺乳次数按需供给。哺乳时间一般以8个月为宜。3个月后婴儿适当增加辅食。哺乳期大多月经停闭，少数也可有排卵，月经可来潮，故要采取工具避孕法避孕。断乳以产后8～10个月为宜。须指出的是，在停止哺乳后，务必用药物回乳，以免长期溢乳发生月经病、乳病。

月经、带下、妊娠、产育和哺乳都是妇女的生理特点，妇女各期的生理特点不但使女性一生多姿多彩，经、带、孕、产、乳更是女性一生中阴阳气血自我调节不可缺少的健康环节。其产生的机理都与脏腑、天癸、气血、经络、胞宫有密切关系，而且各生理特点之间也存在着一定的内在联系。

【附论】

一、卵巢的功能及周期性变化

妇女一生的生殖生理变化与卵巢的生殖内分泌功能息息相关。中西医对女性一生各阶段的生理特点认识基本一致。本节重点介绍的内容是卵巢的功能及周期性变化，子宫内膜及生殖器其他部位的周期性变化，下丘脑－垂体－卵巢轴的相互关系，这些都是诊断和治疗女性生殖内分泌疾病的基础。

（一）卵巢的功能及周期性变化

1. 卵巢的功能 卵巢为女性的性腺，其主要功能为产生成熟卵子并排卵、产生女性激素和多肽激素等局部调节因子，这两种功能分别称为生殖功能和内分泌功能。

2. 卵巢的周期性变化 卵巢的周期性变化是以卵泡发育至成熟、排卵及黄体形成至萎缩为一个周期。

（1）卵泡的发育及成熟：未发育的卵泡称始基卵泡。每一始基卵泡中含有一个卵母细胞，周围有一层梭形细胞围绕。从青春期开始，在垂体前叶促卵泡激素（FSH）作用下，始基卵泡开始发育，但每一月经周期一般只有一个卵泡达到成熟并排卵。妇女一生中总共有 400～500 个卵泡发育成熟并排卵，仅占总数的 0.1% 左右，其余卵泡因不能发育成熟而自行退化，这个退化过程称卵泡闭锁。始基卵泡在发育中，梭形细胞增生很快，由单层变为立方形复层，胞浆中含有颗粒，称颗粒细胞，颗粒细胞分裂很快。颗粒细胞分泌的液体存留在细胞群的空隙中，称卵泡液。当卵泡液增多时，颗粒细胞被挤压至卵泡周围，卵母细胞及围绕卵母细胞的颗粒细胞被挤到卵泡之一侧，此时的卵泡称为窦状卵泡。随着颗粒细胞的继续增殖并分泌更多的卵泡液，卵泡逐渐增大，卵母细胞逐渐向卵泡腔突出，形成卵丘。卵细胞外围有一层很薄的透明膜，称透明带。透明带周围的颗粒细胞呈放射状排列，称放射冠。卵泡周围的间质细胞环绕卵泡排列，增厚形成卵泡膜。卵泡膜分为卵泡外膜和卵泡内膜，内膜细胞和颗粒细胞共同作用下产生雌激素。随卵泡液逐渐增多，卵泡亦日益增大，至直径达 18～23mm，此时的窦状卵泡称为成熟卵泡，即排卵前卵泡（图 7）。

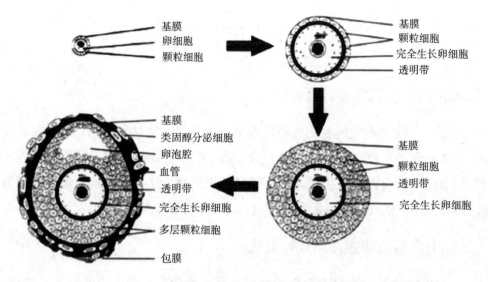

基膜
卵细胞
颗粒细胞

基膜
颗粒细胞
完全生长卵细胞
透明带

基膜
类固醇分泌细胞
卵泡腔
血管
透明带
完全生长卵细胞
多层颗粒细胞
包膜

基膜
颗粒细胞
透明带
完全生长卵细胞

图7 卵泡的发育及成熟

（2）排卵：随着卵泡的发育成熟，卵泡逐渐向卵巢表面移行并向外突出，当卵泡接近卵巢表面时，该处表层细胞变薄，最后破裂，出现排卵。随着卵泡液的流出，卵母细胞透明带、放射冠和卵丘内小部分颗粒细胞同时排出。排卵一般发生在下次月经来潮前14日左右，卵子可由两侧卵巢轮流排出，也可由一侧卵巢连续排出。卵子排出后经输卵管伞端的"捡拾"进入输卵管。

（3）黄体形成与退化：排卵后卵泡液流出，卵泡腔内压下降，卵泡壁塌陷，卵泡膜内血管破裂，血液流入卵泡腔形成血块，此称血体。卵泡壁的破口被纤维蛋白封闭而修复。卵泡颗粒细胞和卵泡内膜细胞主要在促黄体生成素的作用下积聚黄色的类脂颗粒形成黄体细胞，此时，血体变成黄体。

此外，成纤维细胞、毛细血管和淋巴在增生过程中伸入黄体中心，使黄体渐成花瓣状。在排卵后7~8天（相当于月经周期的22日左右），黄体体积和功能达到高峰，发育成熟，称成熟黄体，其直径一般为1~2mm，外观黄色。成熟黄体能分泌孕激素及雌激素。正常黄体功能的建立需要理想的排卵前卵泡发育，特别是FSH的刺激，以及持续性和高水平的黄体生成素（LH）的维持。如卵子受精，则黄体继续发育，称妊娠黄体，10周后妊娠黄体开始退化，由胎盘逐渐取代其功能。如卵子未受精，则黄体约于排卵后9~10天开始萎缩，黄色减退，细胞变性，最后细胞被吸收，组织逐渐纤维化而呈疤痕状，外观变成白色，称为白体。黄体寿命一般为12~16日，平均14天（图8）。黄体衰退后

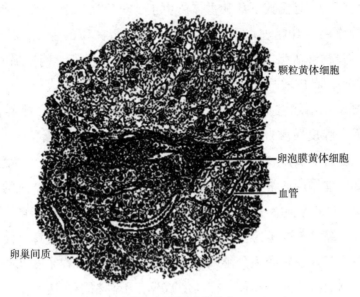

颗粒黄体细胞

卵泡膜黄体细胞

血管

卵巢间质

图 8　黄体（高倍）

月经来潮，卵巢中又有新的卵泡发育，开始新的周期。

（二）卵巢分泌的激素及其生理作用

卵巢主要产生雌激素、孕激素、少量的雄激素。

1. 雌激素　排卵前由卵泡内膜细胞、颗粒细胞分泌，排卵后由黄体细胞分泌，肾上腺皮质亦能分泌少量雌激素。生育年龄妇女，血中雌激素水平呈周期性变化。一般月经周期第 1 周甚少，排卵前一天达第一个高峰，排卵后有所下降，月经周期 21 天左右，形成第二个高峰，待黄体萎缩时其水平急速下降，至月经前期达最低水平。雌激素的生理作用主要表现在生殖系统、乳腺、代谢、骨骼、心血管、皮肤等方面：①能促进卵泡发育，且能协同促卵泡激素促进卵泡内膜细胞和颗粒细胞合成黄体生成素受体，以支持 LH 调节卵泡的分泌功能。②雌激素可增加子宫的血液循环，能促进子宫发育及肌层增厚，提高子宫平滑肌对缩宫素的敏感性。使子宫内膜呈增生变化。使宫颈口松弛，宫颈黏液分泌量增加，质变稀薄，易拉成丝状，以利精子的通过。③使输卵管发育，使输卵管蠕动增强和纤毛生长，有利于卵子的输送。④促使阴道上皮细胞增生、角化、黏膜变厚，并能增加细胞内糖原储存量，在乳酸杆菌作用下使阴道呈酸性，不利细菌在阴道内繁殖。⑤促使大小阴唇增大丰满，并使脂肪沉积和色素沉着。⑥使乳腺管增生，促进乳腺的发育和增加乳头乳晕的着色。促进其他第二性征的发育。⑦对丘脑下部和垂体产生正、负反馈调节，从而间接对卵巢功能产生调节作用。⑧促进水钠潴留，促进肝内蛋白质的合成，使体内脂肪呈女性分布，并改善血脂成分。⑨促进骨中钙的沉积，青春期后加速骨骺闭合。⑩使皮肤增殖，真皮增厚，改善弹性及血供。

2. 孕激素 由颗粒黄体细胞、卵泡膜黄体细胞所分泌，排卵前卵泡中颗粒细胞及肾上腺皮质激素亦能分泌少量孕激素。一般排卵后 7～8 天，分泌量达最高峰，以后随黄体萎缩分泌量逐渐下降，至月经来潮时，回复到卵泡期水平。孕激素生理作用通常在雌激素作用基础上发挥既协同又拮抗的作用。主要表现在生殖系统、乳腺、代谢、体温等方面：①能抑制子宫的自发性收缩，降低妊娠子宫对缩宫素的敏感性，利于受精卵的种植与生长发育。使受雌激素影响的增殖期子宫内膜转变为分泌期子宫内膜，为受精卵着床做准备。使宫颈口闭合，分泌黏液减少并变黏稠，拉丝度减少，不利精子穿透。②抑制输卵管的收缩及纤毛生长，调节受精卵的运行。③使阴道上皮细胞脱落加快。④与雌激素和催乳素协同作用，促使乳腺腺泡发育。⑤兴奋下丘脑体温调节中枢，可使基础体温在排卵后升高 0.3～0.5℃。临床常用基础体温测定作为诊断有无排卵的指标之一。⑥孕激素在月经中期具有增强雌激素对垂体 LH 排卵峰释放的正反馈作用；在黄体期对下丘脑、垂体有负反馈作用，抑制促性腺激素分泌。⑦促进水钠排泄。

3. 雄激素 主要由肾上腺皮质产生，极少量由卵巢间质部分泌。能促进阴毛、腋毛生长，促进青春期少年肌细胞生长和骨骼的发育，使青春后期骨骺愈合。促进蛋白质合成及骨髓造血。可能与性欲有关。

二、子宫内膜及生殖器其他部位的周期性变化

卵巢的周期变化使子宫内膜及生殖器其他部位发生支持生殖的周期性变化。

（一）子宫内膜的周期性变化

在一个月经周期内，其组织学变化可分为以下三期：

1. 增生期 行经时功能层子宫内膜剥脱，随月经血排出，仅留下基底层。在雌激素影响下，内膜很快修复，逐渐生长变厚，细胞增生。增生期又可分为早、中、晚三期。

（1）增生早期：内膜的增生与修复在月经期即已开始。在月经周期的

5～7日，此期内膜较薄，有1～2mm。

（2）增生中期：在月经周期的第8～10日，此期特征是间质水肿明显，腺体数增多、增长，呈弯曲形；腺上皮细胞表现增生活跃，细胞呈柱状，且有分裂相。

（3）增生晚期：在月经周期的第11～14日，此期内膜增厚至3～5mm，表面高低不平，略呈波浪形。组织内水肿明显，小动脉增生。

2. 分泌期 为月经周期的后半期。排卵后，卵巢内形成黄体，分泌雌激素与孕激素，能使子宫内膜继续增厚，腺体增大、弯曲，出现分泌现象。分泌期也分早、中、晚三期。

（1）分泌早期：在月经周期的第15～19日。此期内膜腺体更长，弯曲更明显。腺上皮细胞开始出现含糖原的核下空泡，为该期的组织学特征，间质水肿，螺旋小动脉继续增生。

（2）分泌中期：在月经周期的第20～23日。内膜较前更厚并呈锯齿状。腺体内的分泌上皮细胞顶端胞膜破碎，细胞内的糖原溢入腺腔，称为顶浆分泌。此期间质高度水肿、疏松，螺旋小动脉增生卷曲。

（3）分泌晚期：在月经周期的第24～28日。此期为月经来潮前期。子宫内膜厚达10mm，并呈海绵状。此期螺旋小动脉迅速增长超出内膜，厚度也更弯曲，血管管腔也扩张。

3. 月经期 在月经周期的第1～4日。体内雌孕激素水平下降，内膜中血循环障碍加剧，内膜功能层的螺旋小动脉持续痉挛，血流减少，组织变性，血管壁破裂形成血肿，促使组织坏死剥脱，变性、坏死脱落的内膜碎片与血液相混一起从阴道排出，形成月经血。

上面的分期描述实际上并不能截然分开，其变化是连续的，在各期之间存在相互交叉的关系。近年来，通过电镜观察子宫内膜的超微结构，发现在月经周期的任何阶段，内膜腺腔中均存在分泌现象。

（二）生殖器其他部位的周期性变化

1. 阴道黏膜的周期性变化 在月经周期中，随着雌、孕激素的消长，可以引起阴道上皮周期性改变，这种改变在阴道上段更明显。排卵前，阴道上皮在雌激素的影响下，底层细胞增生，逐渐演变为中层与表层细胞，使整个上皮的厚度增加；表层细胞出现角化，其程度在排卵期最明显。细胞内富有糖原，糖原分泌后，经寄生在阴道内的阴道杆菌分解而成乳酸，使阴道内保持一定酸度，可以防止致病菌的繁殖。排卵后，在孕激素的作用下，主要为表层细胞大量脱落，临床上可借助阴道脱落细胞变化，了解体内雌激素水平和有无排卵。

2. 宫颈黏液的周期性变化 月经干净时，体内雌激素水平降低，宫颈管分泌的黏液量很少。随着雌激素水平不断增高，黏液分泌量也逐渐增多，并变为稀薄而透明，状似未凝的蛋清，在排卵期达到最高峰。此黏液有较强的延展性，能拉成细丝而不断，拉丝度可达 10cm 以上。若将黏液作涂片检查，干燥后可见羊齿状结晶，这种结晶在月经周期第 6～7 日出现，到排卵期最为清晰而典型。排卵后，受孕激素影响，黏液分泌量逐渐减少，质地变黏稠而混浊，延展性差，易断裂。涂片检查时结晶变模糊，至月经周期第 22 日左右完全消失，而代之以排列成行的椭圆体。

3. 输卵管的周期性变化 在雌激素的作用下，输卵管黏膜上皮纤毛细胞生长、增大；非纤毛细胞分泌增加，为卵子提供运输和种植前的营养物质。雌激素还促进输卵管的发育及节律性收缩。孕激素则抑制输卵管平滑肌节律性收缩的振幅，并抑制输卵管黏膜上皮纤毛细胞的生长，降低分泌细胞分泌黏液的功能。在雌、孕激素的协同作用下，受精卵才能通过输卵管正常到达子宫腔。

三、下丘脑－垂体－卵巢的协调作用

女性的性周期是以月经的周期性变化为标志，而月经周期的调节是一个非常复杂的过程。其主要环节在于丘脑下部－垂体－卵巢三者之间协调作用，因而称为下丘脑－垂体－卵巢轴（HPOA），又称女性性腺轴，是一个完整而协调的神经内分泌系统。性腺轴受中枢神经系统的调控，才能发挥正常生理功能。子宫内膜的周期性变化受卵巢激素的影响，卵巢功能受垂体控制，而垂体的活动又受下丘脑的调节，下丘脑又受大脑皮层的支配。卵巢所产生的激素还可以反过来影响下丘脑与垂体的功能。现将 HPOA 在月经周期中的变化简述如下：

下丘脑的神经分泌细胞分泌卵泡刺激素释放激素（FSH-RH）与黄体生成激素释放激素（LH-RH），二者可通过下丘脑与脑垂体之间的门静脉系统进入脑垂体前叶，脑垂体在其作用下，释放 FSH 与 LH，二者直接控制卵巢的发育和性激素的周期性变化。FSH、LH 在整个月经周期中都有产生，但在排卵前 1～2 日水平最高，形成高峰，能刺激成熟的卵泡排卵，促使排卵后的卵泡变成

黄体，并产生孕激素与雌激素。

此外，垂体前叶嗜酸性细胞能分泌一种纯蛋白质，称为催乳素（PRL），其功能与刺激泌乳有关，其分泌的调节与下丘脑有关。下丘脑分泌的催乳素抑制激素（PIH）能抑制催乳素的分泌。

卵巢分泌的性激素反过来影响下丘脑的分泌功能，这种作用称为反馈作用。使下丘脑兴奋，分泌性激素增多者，称为正反馈；反之，使下丘脑抑制，分泌性激素减少者，称为负反馈。

循环中当雌激素低于 200pg / mL 时对垂体 FSH 的分泌起抑制作用（负反馈）。因此，在卵泡期，随着卵泡发育，由于卵巢分泌雌激素的增加，垂体释放 FSH 受抑制，使循环中 FSH 下降。当卵泡发育接近成熟，卵泡分泌雌激素使循环中雌激素达到高峰，循环中雌激素浓度达到或高于 200pg / mL 时，即刺激下丘脑促性腺激素释放激素（GnRH）和垂体 LH、FSH 大量释放（正反馈），形成循环中的 LH、FSH 排卵峰。成熟卵泡有 LH、FSH 排卵峰的作用下排卵，继后黄体形成，卵巢不仅分泌雌激素，还分泌孕酮。黄体形成期在雌、孕两种性激素的联合作用下，无论对垂体 LH 和 FSH 的释放还是合成均是抑制作用，使循环中 LH、FSH 下降，卵泡发育受抑制；黄体萎缩时，由于循环中雌激素和孕激素下降，使雌、孕激素对 LH、FSH 的抑制解除，故 LH、FSH 又回升，卵泡又开始发育，新的卵巢周期开始，如此周而复始。

可见下丘脑－垂体－卵巢轴分泌的激素的相互作用是女性生殖周期运转的机制，卵巢是调节女性生殖周期的生物钟。若未受孕，卵巢黄体萎缩，致使子宫内膜失去雌、孕激素的支持而萎陷、坏死，引起子宫内膜脱落和出血。因此月经来潮是一个生殖周期失败，另一个新的生殖周期开始的标志。此外，月经周期还受外界环境、精神因素及体液的影响，大脑皮质也参与生殖内分泌活动的调节（图 9）。

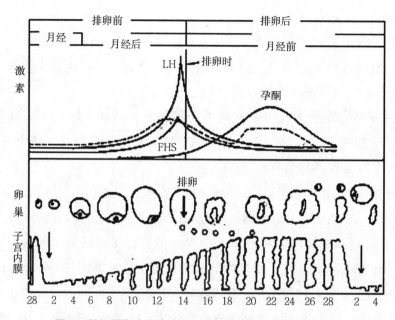

图9　月经周期中激素水平、卵泡发育及子宫内膜的变化

第五章

妇产科疾病的诊断与辨证

诊断与辨证是疾病治疗中极为重要的一环。只有正确地诊断与辨证，才能拟定正确的治疗方案。妇产科疾病的诊断和其他各科一样，运用中医诊察疾病的方法，通过问、望、闻、切四诊以及必要的辅助检查获得有关病情资料，供辨证和辨病参考。但由于妇女有经、带、胎、产、乳等特殊的生理特点和相应的病理特点，故妇产科疾病在诊断与辨证方面又有其侧重之处。

第一节　四　诊

四诊是妇产科疾病诊断的重要方法之一，即医生通过问、望、闻、切四种方法，分别从不同侧面了解病情和收集临床资料。而这四方面临床资料各有其临床意义。同时由于病变部位、病种不尽相同，四诊重点也有不同，因此辨证辨病时应四诊合参。

一、问诊

问诊是医生通过询问，了解患者的主观感觉以及有关疾病发生、发展、治疗的情况，是诊断不可缺少的第一步。必须详细问诊，才能了解病情和获得临床资料。

1. 年龄　故初诊时先要询问患者的年龄，妇产科疾病与年龄有密切关系。女性在不同年龄阶段，生理状况有所不同。青春期女子肾气初盛，天癸始至，冲任功能尚未稳定；中年妇女因经、孕、产、乳耗伤气血，肝失血养，情志易伤；老年妇女肾气渐衰、冲任衰少、脾胃易虚。不同年龄段的女性易患疾病不同，青春期女子易患月经失调；中年妇女易患带下、崩漏及胎产诸疾；老年妇女易患经断前后诸证，肿瘤亦相对高发等。同患崩漏，不同年龄的复旧目的和方法也不相同。由此可见询问年龄在诊断和治疗上具有重要意义。

2. 主诉 是患者最感痛苦的症状、体征及持续时间，亦是患者求诊的原因。如月经推迟、发热、腹痛、带下异常、阴痒、腹部包块、阴疮、胎孕异常、不孕、经行不适、产后异常等。主诉既可以估计疾病的范围、类别和病情的轻重缓急，也是分析和处理疾病的重要依据，对主诉的描述应重点突出、高度概括、简明扼要。

3. 现病史 围绕主证询问发病诱因，疾病发生发展过程，检查、治疗情况和结果，目前自觉症状等。如主诉腹痛3天，需了解腹痛诱因，发生时间（月经前后、经期、月经中期或孕期产后时日），腹痛是突发性还是循序性，腹痛部位（妇产科疾病之腹痛大多位于下腹），腹痛程度是剧痛还是隐痛，腹痛性质是绞痛还是刺，冷痛还是胀痛等。

4. 月经史 需询问月经初潮年龄、月经周期、月经持续时间、经量多少、经色、经质稀或稠或有无血块、气味、末次月经日期及伴随月经周期而出现的症状（如乳房胀痛、头痛、腹痛、腹泻、浮肿、吐衄、发热等）。中老年妇女应了解是否绝经、绝经年龄以及绝经后有无阴道出血、骨质疏松症状。

5. 带下史 了解带下量多少，带下颜色（如白色、淡黄、黄色、赤色或脓性等），带下性质（稀薄、黏稠），气味以及伴随症状。如带下量多，需询问带下量多出现时间，若在月经前或月经中期或妊娠期出现白带增多，而色质无异常、无臭味、亦无不适，此为生理现象。

6. 婚育史 未婚、已婚或再婚史。若未婚者，在某些特殊情况下或病情需要，应了解有无性生活史、人工流产史；对已婚者，需了解性生活情况、妊娠胎次、分娩次数和有无堕胎、小产、人工流产。孕妇应了解妊娠过程，有无妊娠疾病（如胎漏、胎动不安、妊娠肿胀、子晕、恶阻、子痫等）。

7. 产后史 询问分娩情况，有无难产、产后出血量多少、输血与否。若有产后大出血昏厥史，可使气血亏损而影响月经，甚则闭经。了解恶露多少、颜色性质、气味，有无产后疾病史以及避孕情况。

8. 既往史 有针对性地了解与现在疾病有关的既往病史，个人史与家族史。如继发性痛经患者，应询问有无人工流产术、剖宫产术、盆腔炎史。对原发性痛经者应询问家族史，其母系有无痛经史（因部分痛经可能与遗传有关），个人饮食嗜好，居住环境。对不孕者需了解有无盆腔炎、人工流产史、腹部手术史。对闭经、月经过少者，需询问有无结核史，产后大出血史，工作环境、生活、饮食嗜好、环境迁移等个人史。

9. 家族史 有些疾病与家族史有关，需选择性询问，如闭经、滑胎等。

二、望诊

"有诸内必形诸外"，当人体内部发生病变时，多反映于体表的相关部位。通过望诊，运用视觉对病人有目的地观察，可获得临床诊断的重要依据。由于妇女生理和解剖特点，妇产科望诊除望全身、舌诊外，还须观察外生殖器官及经血、带下、恶露和乳汁的量、色、质的变化。

1. 望神形 神为形之主，形乃神之舍，两者关系密切，故神形应合参。神是人体生命现象的体现，望神可以了解其精气的盛衰，判断病情的轻重和预后，妇科疾病亦然。如头晕眼花，神疲泛恶，汗出肢冷，神志淡漠，甚至昏不知人，可见于崩漏、胎堕不全等妇科失血证。妇科痛证如异位妊娠、急性盆腔炎、痛经、卵巢囊肿蒂扭转等，常伴见形体蜷曲，两手捧腹，表情痛苦、辗转不安之态。若见高热烦躁，甚至神昏谵语，多为妇产科热证，如急性盆腔炎、产后发热等。妊娠晚期或产时、产后突发手足搐搦、全身强直、双目上视、昏不知人，或四肢抽搐、项背强直、角弓反张等多为痉证，如子痫、产后痉病。

2. 望面色 《四诊抉微》云："夫气由脏发，色随气华。"凡脏腑的虚实、气血的盛衰，皆可通过面部色泽的变化而反映于外。妇产科临证常通过望面色来了解患者脏腑、气血盛衰和邪气消长的情况。若见面色淡白无华，多属血虚或失血证，如月经过多、产后出血、崩漏、堕胎等；面色㿠白，多属气虚、阳虚证；㿠白虚浮，多属阳虚水泛，可见于妊娠肿胀、经行浮肿、经行泄泻等；面色青而紫暗，多属瘀血停滞；若面色萎黄，多属脾虚，可见产后缺乳、月经后期、月经过少、带下、闭经等；面赤，属实热证，可见月经先期、月经过多、经行吐衄、经行情志异常、产后发热等证；面色白而两颧发红，多属阴虚火旺；面暗黑或面颊有暗斑，多属肾虚，可见闭经、绝经前后诸证、崩漏、滑胎、不孕等。此外，尚须注意患者面部色泽的动态变化，以推测疾病的发展变化与转归。

3. 望体形 重在观察形体的发育，体质的强弱，体形的胖瘦。正常女子14岁左右月经来潮，第二性征发育，如乳房隆起、臀部丰满等。若年逾14岁，月经未来潮，第二性征未发育，身材矮小，多为先天肾气未充。若成熟女子，虽然月经已来潮，但身材清瘦，第二性征发育不完善，乳房平坦，多为肾虚。若形体肥胖，皮肤粗糙，毛发浓密，多为脾虚痰湿阻滞，可见闭经、月经不调、癥瘕、不孕症、多囊卵巢综合征等。

4. 望舌 通过观察舌象了解人体生理功能和病理变化，包括舌质、舌苔。舌质淡为气血两虚，可见于月经过多、月经后期、崩漏、闭经。舌质红为血热，可引起崩漏、月经先期、月经过多、产后恶露不绝等。舌质暗或有瘀点多为血瘀。观察舌苔厚薄可测邪气的深浅，苔的颜色可察病变之寒热，苔的润燥提示体内津液盈亏和输布情况。苔白主寒，薄白腻而润多寒湿凝滞；苔白厚腻多属痰湿阻滞。苔黄主热，薄黄为微热，苔黄厚而干燥多为热重，厚而腻为湿热。苔薄而舌燥为伤津，苔灰黑而润为阳虚有寒，苔黑而燥为火炽伤津。

5. 望月经 观察月经量、颜色、性质是妇科望诊特点之一。一般而论，经量多、经色淡红、质稀、多为气虚；经量少、色淡暗、质稀，多为肾阳虚；经量少、色淡红、质稀，多为血虚；若经量多、色深红、质稠，多为血热；经色鲜红、质稠，多为阴虚血热；经色紫暗有血块，多为血瘀；经量时多时少，多为气郁。

6. 望带下 观察带下量多少、颜色、性质是带下病诊断及辨证的主要依据。若带下量多，色白质清多为脾虚、肾虚；带下量少，阴道失润，多为肝肾不足；带下色黄，量多质黏稠，多为湿热；带下色赤或赤白相兼，或稠黏如脓，多为湿热或热毒。

7. 望恶露 产后望恶露量之多少、颜色、性质亦是产后病辨证的重要内容。若恶露量多、色淡红、质稀，多为气虚；色红、质稠为血热；色紫暗、有血块，多为血瘀。色暗若败酱，应注意是否感染邪毒。

8. 望阴户、阴道 主要观察阴户、阴道形态、色泽。若见解剖异常者，属先天性病变。若有阴户肿块，伴红、肿、热、痛、黄水淋沥，多属热毒；色素减退，多属寒凝；阴户皮肤红、甚至红肿，多属肝经湿热或虫蚀；阴户肌肤色白，或灰白、粗糙增厚或皲裂，多属肾精亏损、肝血不足或寒凝血瘀。若阴户中有块脱出，常见于子宫脱垂或阴道前后壁膨出。

9. 望乳房和乳汁 青春期、生育期妇女乳房平坦，乳头细小，乳晕浅淡多为先天肝肾不足；孕期胀大的乳房突然松弛缩小，可能为胎死腹中；哺乳期以乳房胀、软及乳汁清稀或稠浓辨虚实；闭经伴溢乳为垂体性闭经；乳头挤出血性物或溢液，要注意乳房恶性肿瘤。

三、闻诊

闻诊是医生通过听觉、嗅觉来诊察病人的方法。妇科闻诊包括听声音、听胎心、闻气味三个方面。

1. 听声音 主要听患者的语音，气息的高低、强弱，以及呼吸、咳嗽、嗳气、太息等声音。如语音低微，多为气虚；语音洪亮有力，多属实证；时时叹息，多为肝郁气滞；妇女、孕后嗳气频频、甚则恶心呕吐，多为胃气上逆；妊娠后期声音嘶哑或不能出声，多为肾阴虚。分娩时不断呵气，为脱血、夺气之兆。

2. 听胎心 妊娠 20 周后，运用听诊器可在孕妇腹壁相应部听到胎心音（120～160 次 / 分），胎心强弱、快慢是判断胎儿发育及有无胎儿宫内窘迫的重要依据。

3. 闻气味 主要了解月经、带下、恶露的气味。如月经、带下、恶露秽臭，多为湿热或瘀热；若腐臭气秽，多为热毒；恶臭难闻，需注意子宫颈癌的可能性；妊娠剧吐致酸中毒，患者口腔有烂苹果味，多属气阴两虚。

四、切诊

妇科切诊包括切脉、按肌肤和扪腹部三部分。

1. 切脉 略。

2. 按肌肤 医生通过用手直接触摸肌肤可以了解局部冷热、润燥、有无浮肿等情况，在辨证时有一定参考意义。如肌肤寒冷，特别是四肢不温，多为脾阳虚；四肢厥冷、大汗淋漓，多属亡阳危候。如手足心热多为阴虚内热。头面四肢浮肿，按之凹陷不起为水肿；按之没，随按随起为气肿。

3. 扪腹部 了解腹壁冷热、软硬、胀满、压痛以及有无包块及包块之部位、大小、性质等情况。若腹痛喜按多为虚证，拒按多为实证，喜温多为寒证。下腹包块质坚、推之不动多为癥疾；若腹块时有时无不明显、按之不坚、推之可动，多属瘕证。通过扪孕妇腹部可了解子宫大小与孕周是否相符合，以初步推测胎儿状况。如腹形明显小于孕周，胎儿存活，可能为胎萎不长；如腹形明显大于孕周，可能为胎水肿满、多胎妊娠等。

第二节 辨证要点

妇科疾病辨证，也是以中医诊断理论为基础进行八纲、脏腑、气血、经络辨证。由于妇女有经、带、胎、产、乳病，因而妇科疾病辨证有其独特之处，除需辨全身症状外，还必须结合经、带、胎、产、乳生理和病机特点进行辨证。

一、常用辨证方法

中医辨证方法较多，如脏腑辨证、气血辨证、八纲辨证、六经辨证、卫气营血辨证、经络和三焦辨证等。妇产科常用辨证方法主要为脏腑辨证、气血辨证，辅以冲任督带辨证和胞宫或子宫辨证等。只有在特殊情况下如急性盆腔炎、产后发热感染邪毒时才运用卫气营血辨证。

（一）脏腑辨证

脏腑辨证是中医辨证体系中的重要内容，脏腑生理功能及病机变化是脏腑辨证的理论依据。熟悉各脏腑的生理功能及其病变特点是脏腑辨证的基础，脏腑辨证中与妇科最为密切的是肾、脾、肝脏的辨证。现将妇产科常用脏腑辨证方法简述如下：

1. 肾病辨证 肾有阴阳和精气方面的病理表现。临床肾病以虚为主，主要表现为肾精不足、生殖功能减退、水液代谢与排泄障碍。由于肾为先天之本、元气之根，肾藏精、主生殖，人体的形成、生长发育、生殖主要靠精的化生来实现。精血同源，血是月经、胎孕的物质基础，因而肾在妇科疾病中占头等重要的地位。

肾病可导致经、带、胎、产中大部分疾病，如闭经、崩漏、绝经前后诸证、带下病、胎动不安、堕胎、滑胎、妊娠肿胀、产后小便异常、不孕症、阴挺等。临床上肾病有肾气虚、肾阳虚、肾阴虚、阴阳两虚之别，因而导致的妇科证候也随之而异。如肾气虚，主要表现月经初潮延迟，月经周期提前或延后，经量少或多，孕后阴道流血，腹痛，滑胎，婚后不孕，阴道有块物脱出等；若见月经周期提前，月经量多或少，经色鲜红、质稠，月经中期出血，月经前后发热，赤白带下，孕后心烦等妇科证候，则多为肾阴虚；如见经行前后或经行浮肿、泄泻，带下量多，色清质稀，孕后浮肿，婚后不孕等妇科证候，则多为肾阳虚。由于肾阳与脾的关系密切，脾阳根于肾阳，肾主水液的功能与脾主运化功能相关。肾精与肝血互相滋养，肾阴与肝的关系最为密切，称为肝肾同源，因此妇产科临床上脾肾阳虚、肝肾阴虚每多并见。

2. 脾病辨证　脾以气和阳的病理表现为主，临床也以虚证为多。脾主运化，是气血生化之源，为经、孕、产、乳提供物质基础，是资养先天、健固任带二脉之本，因此脾之功能直接影响妇女生理，当其病变时可导致诸多妇科疾病。

脾病辨证在妇科临床中常有脾虚血少、脾阳不振、脾虚湿盛、脾失统摄等证。如脾虚血少，主要表现为月经周期延后，月经量少，色淡质稀，甚则月经停闭，胎儿发育迟缓，产后乳汁清稀，量少或全无。可导致月经后期、月经过少、闭经、胎萎不长、缺乳等疾病；若脾气虚弱进一步发展，可致脾阳不振，临床可见行经前后腹泻或浮肿，孕后面部、四肢乃至全身浮肿，孕中后期腹大异常、腹部胀满等；如脾虚湿盛，常致带下过多、不孕、闭经、月经后期、经行浮肿、经行泄泻、子肿、子满、不孕等病证；如脾失统摄，可致月经先期、月经过多、经期延长、崩漏、产后乳汁自出等妇产科疾病。

3. 肝病辨证　肝病辨证的范围很广，但概括起来不外乎肝的"疏泄"和"藏血"两方面的功能障碍。其病变的特点是肝阳、肝气常有余，肝阴、肝血常不足，因而肝病在妇产科临床表现主要为实证，少数为虚或虚中夹实证。肝主疏泄、藏血、司血海，对妇女生理功能有着重要调节作用。当其发生病理变化，如肝郁气滞、肝郁化热、肝经湿热、肝阴不足、肝阳上亢、肝风内动时可导致月经先后无定期、月经先期、月经过多、痛经、闭经、崩漏、经行乳房胀痛、经行情志异常、经行吐衄和头痛等月经病，或妊娠腹痛、子晕、子痫等妊娠疾病，或产后痉病、缺乳等产后疾病，或不孕症、癥瘕、阴痒等妇产科杂病。而肝郁气滞是最常见的肝失疏泄的一种表现，主要可表现在精神情志或气机不调两个方面。如月经周期时提前时延后，经量时多时少，经色紫红，有血块，行经前后乳房胀痛，情志异常，孕后小腹胀，产后乳汁甚少或全无，下腹部肿块，婚后不孕等妇科病证；而肝热多是肝气郁结进一步展所致。亦有肝阴不足之虚证，表现的妇科病证为月经周期提前，经量多，色红有血块，月经前后吐衄、头痛，产后乳汁自溢等证；若见带下量多，色黄、质稠，秽臭，外阴瘙痒等妇科病证，为肝经湿热；若见行经前后头痛，孕后眩晕、烦躁等妇科病证，为肝阳上亢；如见月经初潮延迟，月经周期延后，经行小腹隐痛，经量少，经色鲜红，质稠，甚至月经停闭，月经前后乳房胀痛，发热，带下色黄或赤白带下，外阴瘙痒等证，则为肝肾阴虚证。

（二）气血辨证

气血流行全身，是一切脏腑经络进行正常生理活动的物质基础，如果"气血不和，百病乃变化而生"。女子以血为本，气血是妇女生理活动的基础。气血辨证即根据临床表现，分析、判断疾病中有无气血亏损呈现的气虚、血虚、气血两虚证；有无气血运行障碍的气滞、血瘀、气滞血瘀；有无气逆、气陷、血热、血寒等病变。

1. 气虚证　气虚证是气的功能减退，或脏腑组织的功能活动减退所表现的虚弱证候。气虚的特点又与各个脏腑的生理功能有关。其在妇产科临床可导致月经先期、崩漏、产后恶露不绝、产后自汗、产后小便异常等疾病。若气虚进一步发展，可出现气陷，发生阴挺，同时也可表现为月经周期提前、经量多、色淡质稀、漏乳、出汗多、妊娠期或产后小便异常等各种妇科症状。"气"属于"阳"，气损可以及阳，若在气虚证的基础上，见肢冷、怕冷、出汗、脉迟等，即阳虚证。

2. 气滞证　是指人体某一脏腑、经络的气机运行不畅、阻滞所表现的证候。所谓"初病在气"，主要是指气滞而言。临床主要以胀闷、疼痛为主要症状。当气滞于胞宫、胞脉、胞络、冲任督带诸脉时，可出现月经周期延后，月经量少，色暗或有块，经行小腹胀痛，经行乳房胀痛，妊娠肿胀，下腹部肿块等妇科病证，可导致月经后期、月经过少、闭经、癥瘕、不孕症、子肿等妇产科疾病。若气机不调，升降失常，可引起恶阻等气逆之证。

3. 血虚证　是以因血液亏少，不能濡养脏腑、经络而出现的虚弱证候为其特点。妇人以血为本，血是女子生理活动的物质基础，血虚可导致月经后期、月经过少、闭经、经行头痛、胎动不安、胎萎不长、产后缺乳、产后身痛和产后腹痛等妇产科疾病。临床可表现出各种妇科证候，如月经周期延后，甚至闭经，经量少，色淡红质稀，经行前后头痛，孕后阴道流血，腹痛，胎儿生长迟缓，产后下腹疼痛，乳汁少，色淡质稀等。血属于阴，血虚与阴虚有许多共同之处，但又有区别，血虚多无热象，当气血两虚时，还可表现为寒象，而阴虚常有燥热之象。另需注意血虚可与气虚、阴虚、血瘀等兼并存在而出现气血两虚、阴血亏虚、血虚夹瘀等证。

4. 血瘀证　因离经之血滞留，或血液运行不畅而形成的瘀血内阻产生的证候为血瘀证。当瘀血阻于胞宫、胞脉、胞络时，可见月经周期延迟，甚至月经停闭，经量少或多，色暗红有血块，月经期腹痛或头痛，月经淋沥不净，月经中期出血，孕后腹痛，分娩后腹痛，恶露淋沥不净，下腹部肿块，婚后不生育等诸多证候；同时也可导致月经后期、月经过少、月经过多、崩漏、闭经、经行头痛、经行发热、异位妊娠、产后恶露不绝、癥瘕等妇产科疾病。

5. 血热证　由于火热炽盛，伏于血分，迫血妄行而出现的各种证候为血热证。热为阳邪，其性炎上，易迫血妄行。热扰冲任，可导致月经先期、月经过多、经期延长、崩漏、胎漏、产后恶露不绝、经期发热、产后发热。若热邪扰乱神明，可出现情志异常。然血热之病因有不同，故血热又有实热、虚热之分。就妇科病证来看，若经色深红，质稠为实热；经色鲜红，质稠为虚热。

6. 血寒证　寒邪客于血脉，血行失畅，冲任、胞宫、胞脉损伤，功能失常而出现的全身或妇产科证候者为血寒证。血寒凝经脉可导致痛经、月经后期、月经过少、妊娠腹痛、不孕症等妇产科疾病。因血寒有虚、实之分，故其病证也有区别。如见月经周期延后，经量少，色暗有块，经行腹痛拒按，产后身痛等为实寒；月经周期延后，经量少，经色暗淡有块，带下量多，色清稀，婚后不生育，孕后小腹冷痛、喜按等妇产科病证，则为虚寒。

二、产后病的辨证要点

多虚多瘀为产后病机特点，因此产后病辨证应结合四诊八纲和"产后三审"，即根据恶露量多少、颜色、质和气味，乳汁多少、色质，饮食多少和产后大便、腹痛状况并结合全身证候、舌脉作为辨证依据。如恶露量多或少、色紫红、有块、小腹痛拒按，多属血瘀；恶露量多、色红有臭味，多属血热；恶露量多、色淡质稀、神疲乏力，多属气虚；产后大便干涩难下，大多属津液不足；乳汁甚少、质稀薄，食少神疲，面色无华者，多属气血虚弱。

第六章

妇产科疾病的治疗

中医在妇产科疾病的治疗上以《内经》"谨察阴阳所在而调之"为治疗原则，目的在于"以平为期"，恢复机体正常功能。就学科领域而言，针对产后病主要的病因病机，调补脏腑、调理气血、调治冲任督带、调养胞宫、调控肾－天癸－冲任－胞宫轴，是中医产后病内治法的主线。在这个充分突出"调"的治则下，又有相应的治法和方药。内治法体现了从《内经》发展至今形成的严谨的理、法、方、药 4 个层次的中医治疗思路与方法。但某些以局部证候为主要表现的疾病又应借助外治法，发挥药物从局部祛除病因的治疗优势，因而外治法亦是常用治法之一。"急则治其标，缓则治其本"是中医治疗学基本原则之一。产后病中，以产后血晕、产后痉病、产后高热为代表的危急重证，应掌握"急则治其标"的原则，及时应用急治法以救死扶伤；同时，心理情志因素在妇科疾病的发生、发展、变化过程中有重大影响，在某些病证中的反映尤为突出，因此调节情志，或针对性地合理应用心理疗法，可达到使患者情志和调的作用。此外，在调治产后病证时配合食疗，也有利于早日恢复健康。

第一节 常用内治法

一、调补脏腑

肾藏精，主生殖，为冲任之本而系胞；肝藏血，主疏泄，司血海；脾主中气统血、摄血，又为血气生化之源而主司带脉；胃主受纳、腐熟，"谷气盛则血海满"；心主血脉，"胞脉者，属心而络于胞中"；肺主气，朝百脉，输精微。诸脏不仅分司气血的生化、统摄、储藏、调节与运行，而且协同维系女性肾－天癸－冲任－胞宫轴功能的正常发挥。若脏腑功能失常，易导致经、带、孕、产、乳生理异常发为妇产科疾病。此时，当辨明所属脏腑及何种病理表现而调补之。

（一）滋肾补肾

滋肾补肾是治疗产后病的重要方法之一，临证之要在辨明属肾气虚、肾阳虚、肾阴虚，甚而阴阳两虚，选用补益肾气、温补肾阳、滋肾益阴或阴阳双补等不同治法。

1. 补益肾气　肾气不足能影响天癸的成熟、泌至和冲任的充盈、通畅，呈现功能不足或减退的状态。肾气虚或因禀赋不足，或因肾阳不能蒸腾肾阴化生肾气而起，故补益肾气常从肾阴阳两方面着手调补，阳生阴长，肾气自旺。或在调补肾阴阳之中适当加入黄芪、人参、白术、炙甘草等以养先天。常用方如寿胎丸、肾气丸、归肾丸、加减苁蓉菟丝子丸、补肾固冲丸等。若先天不足，天癸不能至期成熟、泌至，又常于补益肾气方药中，佐以健脾养血、益胃生津之品，先后天共养育之。

2. 温补肾阳　肾阳不足，命门火衰，阴寒内盛，治宜温肾暖宫，补益命门之火，所谓"益火之源，以消阴翳"。常用药如附子、肉桂、巴戟天、肉苁蓉、淫羊藿、仙茅、补骨脂、菟丝子、鹿角霜、益智仁、蛇床子等。代表方如右归丸、右归饮、温胞饮等。应当注意性味辛热之药不可过用，因"妇人之生，有余于气，不足于血"，恐有燥烈伤阴之虑。又阴寒内盛，易凝滞冲任血气，故温肾常与活血之品当归、川芎、益母草、桃仁等同用。若脾土失煦，肾脾同病，又当同治之。

肾为胃关，关门不利，聚水而从其类，可致子肿；气化失常，又可变生妊娠小便不通、产后小便异常（不通、频数等）诸疾，当于温补肾阳之中，佐以行水渗利之品，如猪苓、茯苓、泽泻之属，代表方有真武汤、济生肾气丸、五苓散。

3. 滋肾益阴　（滋肾填精）肾阴不足，治宜滋肾益阴。常用地黄、枸杞子、黄精、女贞子、墨旱莲、制首乌、菟丝子、桑椹等。方如左归丸、补肾地黄汤、六味地黄丸。若先天禀赋不足肾精未实，或多产房劳耗损肾精而为肾精不足之证者，又当滋肾填精。治此之时，常在滋肾益阴基础上，继以血肉有情之品补养之，可酌选加紫河车、阿胶、鹿角胶、龟甲胶共奏填精益髓之功。

肾阴不足，阴不敛阳，可呈现阴虚阳亢之候，需佐以镇摄潜阳之品，如龟甲、龙骨、牡蛎、鳖甲、珍珠母、石决明之类。虚热内生，主以"壮水之主，以制阳光"，随机加入养阴清热药，标本同治之。肾水滋养肝木，上济心火，是以肾阴亏虚又易于继发肝肾、心肾同病之证；肝藏血，肾藏精，精血互生，乙癸同源，肾精不足可致肝血衰少，肾阴匮乏能使肝阴不足，如此等等，当两脏甚或三脏同治。

4. 阴阳双补 滋肾补肾时，临证用药应注意滋阴不忘阳，补阳不忘阴，阴阳双补，要点在于分清虚实的主次关系而调之，或滋肾益阴佐以温肾助阳，或温肾助阳佐以滋肾益阴，可温滋两法方药权宜择之。《景岳全书》所论"善补阳者，必于阴中求阳，则阳得阴助，而生化无穷；善补阴者，必于阳中求阴，则阴得阳升，而源泉不竭。"即是滋肾补肾之要言，也是阴阳双补之要论。

（二）疏肝养肝

肝藏血，主疏泄，司血海，肝体阴而用阳，喜条达而恶抑郁。妇女有余于气不足于血，又容易情绪激动或多郁，每致肝失条达，疏泄无度，冲任不调，致经、带、胎、产、杂诸病由生。

1. 疏肝解郁 抑郁或忧思至肝失条达，治宜疏肝解郁。常用柴胡、郁金、川楝子、香附、青皮、橘叶、枳壳、白芍、佛手等药。代表方如柴胡疏肝散、逍遥散、乌药汤。因疏泄失常，冲任失调而致月经不调或诱发乳腺疾病常用本法治之。注意女性素体血常不足，而一般行气药多辛燥，用量不宜过重，以免耗散阴血；或于行气药中，酌佐山茱萸、麦冬、枸杞子、制何首乌、地黄类滋阴养血药，预培其损或制其弊。

2. 疏肝清热 肝郁化火，治宜疏肝理气、清肝泄热。常用川楝子、牡丹皮、栀子、黄芩、桑叶、夏枯草、菊花等药，代表方如丹栀逍遥散、宣郁通经汤。尤宜配以生地黄、麦冬、天花粉、玉竹类养阴生津之品，理如前法所述。

3. 养血柔肝 营阴不足，肝血衰少，肝脉乳络失于濡养，治宜养血柔肝。常用地黄、白芍、桑椹、女贞子、枸杞子、玉竹、山茱萸、北沙参、制何首乌、当归等药。代表方有一贯煎、杞菊地黄丸。肝体阴而用阳，若肝阴不足，肝阳上亢者，应于育阴之中，加入潜阳之品，如龟甲、鳖甲、珍珠母、石决明、天麻、牡蛎之类，常用方如三甲复脉汤。阳化则风动，急当平肝息风，用羚角钩藤汤。

4. 疏肝清热利湿 肝郁乘脾，运化失司，水湿内生，肝热与脾湿相合；或肝经湿热下注冲任或任带二脉，治宜疏肝清热利湿。常用龙胆、车前子、柴胡、黄芩、黄柏、栀子、泽泻、茵陈等药。代表方如龙胆泻肝汤、清肝止淋汤、四逆散、四妙散。

二、调理气血

《灵枢·五音五味》曰："妇人之生，有余于气，不足于血，以其数脱血也。"《妇人大全良方》更明确地指出："妇人以血为基本。"经、孕、产、乳均以血为用，女性机体常处于气血相对不平衡的状态之中，形成了致病因素易于侵扰气血的病理特点。再者脏腑功能失调、经络失畅又常影响气血，故调理气血成为治疗妇科疾病的常用大法。

调理气血首在分清病在气在血、属实属虚，以为立法依据。调气主要针对气虚、气滞、气逆、气陷等病变，有补气、理气、降气、升举诸法；理血则据血虚、血热、血寒、血瘀的不同病机而以补血养血、清热凉血、温经散寒、活血化瘀分治之。气血同病见诸气血两虚、气虚血瘀、气滞血瘀等，当根据气或血病变的轻重主次，决定治法的主从而治之。

（一）理气法

1. 理气行滞　肝失条达，气机郁滞在妇产科疾病中十分常见，因而理气行滞之法常与疏肝解郁法同用。此外，寒凝、痰湿、湿热、瘀血等亦可引起气机失畅而变生经、孕、产各类妇产科疾病。调治时，应在针对原发病因、确立治法的基础上（如寒凝者首主温经散寒，痰湿者先以化痰除湿）理气行滞。药用橘核、荔枝核、乌药、木香、香附、枳壳、陈皮、厚朴之类。

2. 调气降逆　气逆者降之，此常也。因气逆而致妇科疾病，多涉及肝、胃及冲脉，表现为肝气（阳）上亢、胃失和降、冲气上逆，前两者已于肝、胃治法中论及，至于平降上逆之冲气，习惯上多遵循"冲脉隶于阳明""降胃气以平冲气"之经验，主以和胃降逆之品治之。

3. 补气升提　气虚者补之。妇科呈现气虚不足诸证，以脾、肾两脏为主；中气不足甚而气虚下陷者，又当佐以升提之品。具体治法方药，参考前文补益肾气、健脾和胃法相关内容。

（二）调血法

1. 补血养血　月经以血为物质基础，孕期以血养胎，分娩赖气血化为产力，需阴血濡润产道，产后乳汁与血同源，是以血虚冲任不足可致经、孕、产、乳诸疾，治以补血养血。《景岳全书·妇人规》云："妇人所重在血，血能构精，胎孕乃成。欲察其病，惟于经候见之；欲治其病，惟于阴分调之。"强调治疗妇产科病，需时时顾护精血。古人治妇产科病，立方常以血药为主直接补血。历代医家把四物汤列为妇产科病首选方，认为是妇人众疾之总司，常用当归、熟地黄、何首乌、枸杞子、阿胶、白芍、黄精、鸡血藤之类；结合血虚还可因脾胃虚弱气血生化不足和肾精不足以化血的病机，用补气健脾或补肾益精为主的间接补血法，如人参养荣汤、滋血汤、归肾丸、四二五合方等。

2. 清热凉血 血热是导致妇产科疾病发生的常见致病因素之一，故清热凉血之法颇为常用，应用时注意分清热因、热势。素体阳盛、外感热邪、过食辛辣、过服温热药物、肝郁化热等属实热范围，法当清热凉血，以清经散、保阴煎诸方治之；阴虚血热者，主以养阴清热，常用玄参、生地黄、知母、黄柏、地骨皮、牡丹皮、白薇、青蒿等组方，如知柏地黄汤。"热为火之渐，火为热之极，火甚成毒"，清热又当辨明热、火、毒之势，分别主以清热、泻火、解毒各法。因女性"不足于血"，清热不宜过用苦寒，尤其是热扰冲任，迫血妄行，所致经、孕、产的异常出血病证，如崩漏、胎漏、产后恶露不绝等，更应注意。若热灼营血，煎熬成瘀，又当酌配活血化瘀之品，如赤芍、桃仁、丹参、益母草、泽兰之属。

3. 清热解毒 湿热蕴郁，日久不愈，可成湿毒；热淫于内，瘀热壅盛，亦可成毒；或直接感受湿毒、热毒、邪毒之邪，导致月经过多、带下病、产后发热、阴疮、阴痒、女性生殖器炎症、肿瘤、性传播疾病等，均宜以清热解毒法治之。常用金银花、连翘、紫花地丁、野菊花、大血藤、败酱草等药。代表方如五味消毒饮、银甲丸、银翘红酱解毒汤等。

4. 温经散寒 寒邪客于冲任、胞宫、胞脉、胞络，易引起经脉出现拘挛、蜷缩类病理改变，影响血气运行，致瘀血形成，或不通则痛，诱发月经后期、月经过少、闭经、痛经、妊娠腹痛、产后腹痛、恶露不下、癥瘕等病证，应以温经散寒法主之。常选用肉桂、桂枝、吴茱萸、小茴香、乌药、补骨脂、细辛、艾叶诸药，方如温经汤、少腹逐瘀汤、艾附暖宫丸等，其中均体现有温经散寒与化瘀止痛之品同用的治法。

寒之所生，亦有内外、虚实之别，妇产科中以阳虚而阴寒内盛者为多，故温经扶阳散寒法尤为常用。阳虚而寒者，又易导致脏腑生化功能下降，继发血气不足之证，即张景岳所云"阳气不足则寒从中生而生化失期"之意，故温经扶阳散寒法中又常佐以补气、养血之品。

此外，寒邪又易与风、湿之邪合并为风寒、寒湿为患，治此之时，又当温经散寒与祛风、除湿法合用。

5. 活血化瘀 血液的稀稠度有所改变，呈现浓、黏、凝、聚状态，以致运行迟滞或渗出脉道之外而成离经之血，皆属于瘀。血瘀之因，常见寒凝、热灼、气滞、气虚或外伤（含金刃所伤）等。其病理改变可见：冲任瘀阻，子宫闭阻、胞脉胞络失畅。治宜活血化瘀，常用桃仁、红花、当归、川芎、丹参、益母草、泽兰、蒲黄、五灵脂、三七，甚而三棱、莪术、水蛭、虻虫等药。代表方：桃红四物汤、少腹逐瘀汤、生化汤。

由于瘀血之生，与寒、热、气或外伤有关，因而血瘀常以继发病因的方式出现，故活血化瘀之法，常据其原发病因而相应拟立，如因寒而凝应温经散寒、活血化瘀；因热灼浓黏不畅，则宜清热凉血、活血化瘀；气机不利血行迟滞者，理气行滞、活血化瘀；气虚又当补气化瘀。

应用活血化瘀药物时，还应综合瘀血病变程度与机体素质情况筛选。一般而言，活血化瘀药常据其药物作用程度分为和血、活血、破血三类。和血类系指有养血活血作用的药物，如当归、赤芍、三七、鸡血藤；活血药类包括川芎、红花、蒲黄、五灵脂、益母草、泽兰、乳香、没药、王不留行、姜黄等具有活血、行血、通瘀作用之品；破血药指有破血消瘀攻坚作用的水蛭、虻虫、桃仁、血竭、三棱、莪术之类。体虚不足或需长期服用活血、破血类药，注意攻补兼施。

若瘀阻冲任，新血不得归经，导致月经过多、崩漏、产后恶露不绝，宜佐用化瘀止血药以标本同治。其临床效应有的是通过兴奋子宫平滑肌，使子宫收缩而达到止血目的，如益母草；有的是通过增强凝血酶的活性、缩短凝血时间而止血，如三七、蒲黄等。

瘀积日久，结而成癥者，虽有些活血化瘀药如水蛭、虻虫、三棱、莪术等有程度不同的破血消癥作用，可择而用之。但习惯上常与软坚散结之品同用以增其效，如牡蛎、鳖甲。

三、利湿祛痰

湿邪为患，既具其性重浊、黏滞，易阻遏气机致升降失常、经络阻滞的病理特征，又有病程缠绵，经久难愈，呈现易于合邪及转化的特点。如与寒并，则成寒湿；与毒邪相合，则为湿毒；湿郁日久而化热，则为湿热；湿聚成痰，则属痰湿。当分别治以利水渗湿、清热利湿、化痰除湿各法。

湿邪同寒、热之邪一样，有内外之异。其生于内者，多与机体水液代谢活动相关的脏腑功能失常有关，亦可因气滞而津液环流受阻，聚而生湿。故利湿法又常与健脾、补肾法同施，组成健脾利湿、温阳化湿法则；气滞湿阻者则以理气行滞与利水渗湿药合用之。

属湿热为患，需析其源而调治。伤于外，如带下病、阴痒的湿热证，以止带方、萆薢渗湿汤主之；因于内则有因肝经湿热下注，肝脾不调而肝热与脾湿相合，或因"脾胃有亏，下陷于肾，与相火相合，湿热下迫"所起，宜用龙胆泻肝汤、四逆四妙散、三妙红藤汤等分治之。

聚湿成痰，下注胞中，影响胞宫、胞脉、脉络，损及冲、任、带诸经，可致月经后期、闭经、不孕等，治宜燥湿化痰，利湿与化痰药同用。化痰药如天南星、半夏、生姜、竹茹、陈皮、白芥子、莱菔子等，常用方如苍附导痰丸、启宫丸。

四、调治冲任督带

冲任督带，尤其是冲任二脉，不仅与女性生理密切相关，而且在妇产科疾病的发病机理中占有重要地位。因此，调治冲任督带应为施治妇科疾病的重要治法之一。徐灵胎《医学源流论》将其总结、升华到"凡治妇人……必先明冲任之脉……此皆血之所从生，而胎之所由系，明于冲任之故，则本源洞悉，而后所生之病，千条万绪，以知其所从起"的高度。

然而，因为本草学归经理论以及方剂学中的功效作用均极少涉及冲任督带经脉作用部位，也由于妇科自身有关"肾为冲任之本""肝藏血，主疏泄，司血海""治肝、脾、肾即是治冲任""养血即可调冲任"等学术见解的影响，中医妇科学调治冲任督带治法至今尚未完整地独立形成，对冲任督带病位的治疗，多数仍依附于肝、脾、肾施治。例如冲任不固者，常以补肾固冲、健脾固冲法治之；冲任失调者，以疏肝调之；督脉虚寒者，以温肾助阳法主之；带脉失约之属虚者，又常用健脾摄带法治之等等。尽管如此，古今仍有不少医家，就如何调治冲任督带展开了研讨，并结合临床实践，提出了调治冲任督带的相应治法方药，本书根据冲任督带损伤的病机归纳相应的方药如下：

1. 调补冲任　适用于因冲任亏虚或冲任不固所致的月经过多、崩漏、闭经、胎漏、胎动不安、滑胎、产后恶露不绝、不孕症等多种疾病；可选用菟丝子、肉苁蓉、鹿角胶、枸杞子、杜仲、人参、白术、山药、吴茱萸、蛇床子等补冲养冲；龟甲、覆盆子、白果、艾叶、紫河车、阿胶以补任脉。代表方有固冲汤、补肾固冲丸、鹿角菟丝子丸、大补元煎。

2. 温化冲任 冲任虚寒或寒湿客于冲任，以致月经过少、痛经、带下病、不孕症等，宜温化冲任。药如吴茱萸、肉桂、艾叶、小茴香、细辛、川椒、生姜等，代表方有温冲汤、温经汤、艾附暖宫丸。

3. 清泄冲任 热扰冲任，迫血妄行可致经、孕、产各生理时期中的异常出血，如月经过多、崩漏、胎漏、产后恶露不绝；热邪煎灼，冲任子宫枯涸能引发闭经、不孕。治需清泄冲任，药如牡丹皮、黄柏、黄芩、桑叶、生地黄、知母、地骨皮、马齿苋、重楼等，代表方有清经散、保阴煎、清热固经汤、清海丸、解毒活血汤。

4. 疏通冲任 寒、热、痰、湿、瘀、郁气犯及冲任，致冲任阻滞，可诱发月经后期、痛经、闭经、难产、产后恶露不绝、癥瘕等，均当疏通之。择用桂枝、吴茱萸、乌药、牡丹皮、赤芍、苍术、法半夏、生姜、枳壳、川芎、柴胡、香附、王不留行、莪术、桃仁、益母草等。代表方如少腹逐瘀汤、苍附导痰丸、桃红四物汤、柴胡疏肝散。

5. 和胃降冲 冲气上逆，既可犯胃致胃失和降，也可与血热相引为乱，引起倒经。治当抑降上逆之冲气。药用紫石英、紫苏、法半夏、代赭石、陈皮、竹茹等，方如小半夏加茯苓汤、紫苏饮。

6. 扶阳温督（温阳补督） 督为阳脉之海，督脉虚寒，胞脉失煦，可引起月经后期、闭经、绝经前后诸证、不孕等，治宜扶阳温督。常用鹿茸、补骨脂、仙茅、淫羊藿、巴戟天、附子、续断，方如二仙汤、右归丸。

7. 健脾束带 带脉失约或纵弛，不能约束诸经，可引起带下病、子宫脱垂等，治当束带摄带。然带脉属脾，故束摄带脉多通过健脾益气或健脾运湿法治之。药如党参、升麻、苍术、白术、茯苓、白果、芡实、莲子、莲须、五倍子等，代表方如完带汤、健固汤、补中益气汤。

五、调养胞宫

前面解剖生理中已述，胞宫是女性特有的内生殖器官的概称。胞宫受病可直接影响女性的生殖生理，因此调养胞宫是治疗妇科疾病的一个重要措施。

胞宫的生理活动，是以脏腑、天癸、血气、经络的功能活动为基础。一方面，通过调理脏腑、血气、经络可达到调治胞宫之目的；另一方面直接调养胞宫，也是当今学者重视和善用的有效方法。

现根据胞宫与脏腑、血气、经络的相互关系，以及导致胞宫功能失常的主要机理，归纳调治胞宫的主要治法如下：

1. 温经暖胞　外寒或阳虚阴寒内盛，犯及胞宫，血行迟滞瘀阻不通发生月经后期、月经过少、痛经、胞衣不下、癥瘕、不孕症等。可选桂枝、吴茱萸、细辛、干姜、小茴香、乌药等散寒温胞，方如温经汤、少腹逐瘀汤。胞寒者，又以虚寒多见，肾为元气之根，有温煦胞宫或子宫之职，故温肾以暖胞为常法。可选紫石英、附子、肉桂、艾叶、蛇床子、补骨脂类，方如艾附暖宫丸、温胞饮。

2. 泻热清胞　无论血热、湿热、热毒、邪毒、瘀热诸邪直犯胞宫，致胞内蕴热，发生月经过多、经期延长、带下、胎漏、胎动不安、产后发热、癥瘕等证，均宜泻热清胞法治之。常用黄柏、黄芩、牡丹皮、赤芍、大血藤、败酱草、马齿苋、重楼、鱼腥草、连翘等，代表方如清经散、清热调血汤、清热固经汤、银翘红酱解毒汤。

3. 补养益胞　先天禀赋不足，子宫发育幼稚，或因产伤直损，或因肾 - 天癸 - 冲任 - 胞宫轴功能紊乱，胞宫过早萎缩，而致月经过少、闭经、带下过少、滑胎、不孕等，治宜补肾益阴或滋肾填精以育宫。酌选熟地黄、制首乌、菟丝子、枸杞子、肉苁蓉、覆盆子、紫河车、鹿角胶、鹿茸等，代表方如加减苁蓉菟丝子丸、滋肾育胎丸、五子衍宗丸、育宫片、毓麟珠。产伤失血过多，或哺乳时间过长耗血，血虚而胞失所养，发生闭经、产后血劳、不孕诸疾，法当补血养胞。药用枸杞子、菟丝子、当归、熟地黄、白芍、阿胶等，代表方如人参鳖甲汤、黄芪散、四二五合方。

4. 逐瘀荡胞　瘀阻胞宫发生经、孕、产、杂诸证，如月经过多、崩漏、堕胎、小产、难产、产后恶露不绝、产后腹痛、癥瘕等，治需逐瘀荡胞。常用益母草、莪术、桃仁、红花、川牛膝、丹参、大黄、䗪虫等，方如桂枝茯苓丸、朴硝荡胞汤、生化汤、桃红四物汤、脱花煎、逐瘀止崩汤、大黄䗪虫丸。

5. 益气固宫　"胞络者系于肾"，肾主系胞，肾气不足，发为子宫脱垂，则需补肾固脱。方如大补元煎、寿胎丸。脾主升清，因产伤或产后操劳过度，劳则气耗，"气下冲则令阴挺出"，发为阴挺，当益气升阳托举子宫，方如补中益气汤、益气升提汤、升麻汤。

六、调控肾－天癸－冲任－胞宫轴

肾－天癸－冲任－胞宫轴，是中医妇科学有关女性生殖生理的新理论。在月经、妊娠、带下、分娩生理的全过程均发挥着重要作用。此轴中，肾为主导，肾气、天癸共同主宰，通过冲任二脉的通盛，相资为用，由胞宫具体体现其生殖生理功能。因而，在妇产科疾病中，尤其是某些涉及与月经、妊娠有关的疑难病如崩漏、闭经、早发绝经、卵巢早衰、不孕等，常通过调控肾－天癸－冲任－胞宫轴取得治疗效果。

虽然本治法现阶段尚处于进一步的研究过程中，但实践证明，通过调补脏腑（肾、肝、脾）、调理气血、调治冲任督带、调养胞宫，直接或间接可达到调控生殖轴的作用。有关研究资料亦提示，运用以下方法，可调控肾－天癸－冲任－胞宫轴的功能。

1. 周期疗法 是按照中医妇科学的基础理论，结合月经周期中在经后期、经间期、经前期、行经期不同时期的肾阴阳转化、消长节律和气血盈亏变化的规律，采取周期性用药的治疗方法。目前各中药周期疗法的应用与药物选择虽不尽相同，但多遵循滋肾养血—补肾活血—调补肾阴肾阳—活血化瘀的序贯立法原则。用药思路在于月经（或阴道出血）后血海空虚，属于在肾气作用下逐渐蓄积精血之期，治法上以滋肾益阴养血为主；经间期为重阴转化期，阴精盛，重阴转阳，冲任气血活动显著，主以活血化瘀以疏通冲任血气，并配合激发兴奋肾阳、补肾活血，使之施泻而促排卵；经前期又为阳长期，阴充阳长，以维持肾阴阳相对平衡状态，治宜阴中求阳，温肾暖宫辅以滋肾益阴之药或佐以疏肝；行经期为重阳转化期，重阳则开，血海满盈而溢下，冲任气血变化急骤，治宜活血调经，冀其推动气血运行，使子宫排经得以通畅。与传统采用"先补后攻"或"三补一攻"法以建立崩漏、闭经患者的正常月经周期，其治疗思路基本一致，也是从调控肾－天癸－冲任－胞宫轴着手的。

2. 针刺疗法 西医妇产科学认为，卵巢是女性具有生殖和内分泌功能的内生殖脏器，其产生和排出卵子及分泌性激素的周期性变化，直接作用并影响到子宫内膜的周期性脱落及出血以行经。因此在治疗月经紊乱的病证中，调整恢复卵巢功能是一种有效的治疗方法与途径。针刺促排卵，是通过针刺、电针或激光针等方法刺激某些穴位，引起排卵的一种方法。针刺治疗月经不调，早在元代王国瑞《扁鹊神应针灸玉龙经》就有"女子经候不调，中极、子宫、气海与中髎"的记载。

在理解、掌握了上述常用内治法的基础上，临证应用时对复杂疑难病证还应注意根据脏腑间的生克制化关系，注意脏腑、天癸、气血、冲任、胞宫间的密切联系，多脏或与气血、经络综合调治；并注意参照女性不同年龄阶段而治有侧重，以及经、孕、产、乳不同生理时期的生理特点而遣方用药的治疗经验，统筹立法施治。

第二节 常用外治法

外治法是中医治疗学的组成部分之一，也是治疗妇产科疾病的一种常用方法，特别是对于某些局限于外阴、阴道、宫颈或乳房等外露病变部位的疾病，应用外治诸法，使药物直达病所，驱解病邪，常可获取良好临床疗效。妇科外治法沿用至今，在理论研究、药物剂型、用药途径、施治方法、适应范围诸方面均有了长足发展。仅就方法而言，外阴熏洗、阴道冲洗、阴道纳药、贴敷、热敷、肛门导入、腐蚀、药物离子导入、中药穴位注射、中药宫腔内注入、介入疗法等渐为临床所习用。若局部病变影响或累及全身，或局部病变为全身病变在局部的反应时，又需外治用药与内服方药合用，进行整体调治。

一、坐浴

本法是将中药煎取汤液 1000～2000mL，趁热置于盆器内，患者先熏后坐浸于药液中，起到清热解毒、杀虫止痒、消肿止痛及软化局部组织的治疗作用。适用于阴疮、阴痒、阴痛、外阴白色病变、带下量多、小便淋痛、子宫脱垂合并感染等。常以清热解毒药物如白花蛇舌草、大黄、黄柏、连翘、苦参、土茯苓、蛇床子、地肤子等为主，方如蛇床子散、狼牙汤等。每日1～2次，每次15～30分钟，药液不可过烫，也不宜过浓。坐浴后一般不再用清水冲洗，亦无需拭干，待其自然吸收，以利药效的充分发挥。

阴道出血、或患处溃烂出血、月经期禁用，妊娠期慎用；注意浴具分开，以防交叉感染。

二、外阴、阴道冲洗

本法是以药液直接冲洗外阴、阴道以达到治疗目的的方法。常用于外阴炎、阴道炎、宫颈炎、盆腔炎等引起的带下病、阴痒的治疗和阴道手术前的准备。

治疗性冲洗者，常用量为每次 500mL 左右，倾入阴道冲洗器具内，每日 1～2 次，可连续冲洗至自觉症状消失。所用药物据冲洗目的选用，阴道炎患者也可结合阴道分泌物检查结果，有针对性地选用。若为术前准备，可用 0.1% 苯扎溴铵（新洁尔灭）冲洗。

治疗期间应避免性生活，注意内裤、浴具的清洁消毒。月经期停用，妊娠期慎用。

三、阴道纳药

将中药研为细末或制成栓剂、片剂、泡腾剂、胶囊剂、涂剂、膏剂等剂型，纳入阴道，使之直接作用于阴道或宫颈外口等部位，达到清热解毒、杀虫止痒、除湿止带、祛腐生肌等治疗目的的治法。常用于带下病、阴痒、阴道炎、宫颈糜烂或肥大、宫颈原位癌、子宫脱垂等。须根据病证及病位辨证用药，选择相关剂型。如湿热型带下病，可选用黄柏、黄连、大黄、苦参、地肤子、白鲜皮、青黛等清热除湿药，制成栓、片或泡腾剂阴道纳药。宫颈糜烂欲解毒祛腐，可酌加百部、白矾、蛇床子、硼砂；收敛生肌选用白及、珍珠粉、炉甘石等。

使用栓剂、片剂、泡腾剂、胶囊制剂等，患者可先行阴道冲洗后，自行上药。但粉、膏等涂剂类及宫颈上药，不便于自行操作，通常需医务人员操作，尤其是某些含有腐蚀性药品的制剂，更需直接由医务人员严格按操作程序执行。治疗注意事项同阴道冲洗法。

四、贴敷法

贴敷法是将外治用药的水剂或制成的散剂、膏剂、糊剂，直接或用无菌纱布贴敷于患处，取得治疗作用的方法。可用于外阴血肿、溃疡、脓肿切开，也可用于乳痈或回乳，还应用于痛经、产后腹痛、妇产科术后腹痛、不孕症癥瘕等。常选用清热解毒、行气活血、温经散寒、消肿散结、通络止痛、生肌排脓类中药，随机辨证、辨病择之。

水剂者，多以无菌纱布浸透药液贴敷；散剂则可直接撒于创面；膏剂常先涂于无菌纱布，再敷贴患处；若属痛经膏、痛经贴等中药橡皮膏剂，则可直接贴于患处或经络穴位点；还有将药物制成粗末，加入致热物质，袋装密封，制成热敷剂；或以药物粗末制成湿药包，隔水蒸 15～20 分钟，趁热敷置患处或借用热水袋、电热器、理疗仪甚至食盐、砂土炒热作为热源起热敷作用。贴敷时间、疗程则据组成药物、所疗病证、治疗目的综合考虑决定。

五、宫腔注入

将中药制成注射剂，常规外阴、阴道、宫颈消毒后，将药剂注入宫腔及输卵管腔内，以了解输卵管畅通情况，或治疗宫腔及输卵管粘连、阻塞造成的月经不调、痛经、不孕症等。治以活血化瘀为主，佐清热解毒药，如丹参、当归、川芎、红花、莪术、鱼腥草等，常用复方丹参注射液、复方当归注射液等注射剂。

本法能使宫腔及输卵管腔内保持较高的药物浓度，有改善局部血液循环，抗菌消炎，促进粘连松解，以及加压推注的钝性分离等综合治疗作用，已成为目前治疗宫腔、输卵管阻塞或粘连的有效方法之一。

常用药量为 20～30mL，注射时观察有无阻力、药液回流、患者有无腹痛等情况。本法应在月经干净后 3～7 天内进行，可隔 2～3 天 1 次，经后至术前及注入治疗期间禁止性生活。

六、肛门导入

本法是将药物制成栓剂纳入肛内，或浓煎后保留灌肠，达到润肠通腑、清热解毒、凉血活血、消瘕散结等目的。本法可使药物在直肠吸收，增加盆腔血液循环中的药物浓度，有利于盆腔、胞中癥积、慢性盆腔炎、盆腔淤血综合征、子宫内膜异位症，以及产后发热、产后大便秘结等病证的治疗。

若为中药保留灌肠，可用尿管或小号肛管或一次性灌肠袋，插入肛中 14cm 左右，将温度适中的中药液 100mL 徐徐灌入，保留 30 分钟以上；临睡前注入，保留至次晨疗效更佳。每日 1 次，一般以 7～10 天为一疗程。给药前应尽量排空二便，给药后卧床休息 30 分钟，以利于药物的保留。如采用栓剂，可嘱病人每晚睡前自行放入肛内。经期、阴道出血时及妊娠期需慎用。

七、中药离子导入

此法是根据离子透入原理，运用中药药液，借助药物离子导入仪的直流电场作用，将药物离子经皮肤或黏膜导入盆腔或胞中，并在局部保持较高浓度和较长时间，使药效得以充分发挥，用以治疗产后子宫复旧不良、产后腹痛、产后恶露不绝、产后小便淋沥等。

八、介入疗法

介入疗法是近50余年来，随着新器材、新技术的不断发展与应用而出现的一种新的治疗方法。现主要是在医学影像设备（如放射、超声）的引导下，经皮穿刺或经自然孔道至靶器官局部给予介质进行治疗。介入疗法以其定位准确、微创性、见效快、疗效高、并发症发生率低和可重复应用的特点及治疗优势，在临床医学中应用日益广泛。妇科领域中现阶段主要开展有经阴道、子宫、输卵管注射药物，经阴道后穹隆穿刺术、经皮穿刺局部灌注或注射药物等。

此外，尚有采用超声介导下输卵管阻塞的诊断与治疗、超声介导下输卵管配子移植的助孕技术，应用于卵巢癌、绒毛膜癌等的治疗，以及介入联合放疗治疗中晚期宫颈癌的研究报道。在一定程度上显示了介入疗法或介入疗法与其他疗法综合应用，在治疗某些妇科疾病中的疗效优势与应用前景。

第七章

产后疾病的中药调养

　　从胎盘娩出至产妇全身各器官除乳腺外恢复至孕前状态的一段时期，称"产褥期"，一般约需 6 周。古人有"弥月为期""百日为度"之说，俗称"小满月"与"大满月"，即产后一月（弥月）为小满月，产后三月（百日）为大满月。目前根据临床实际，将产后七日内称为"新产后"。

　　常见的产后病有：产后血晕、产后痉病、产后发热、产后小便不通、产后小便淋痛、产后腹痛、产后身痛、产后恶露不绝、产后汗证、产后缺乳、产后乳汁自出、断乳、产后抑郁、产后血劳等。上述诸病，多发生于新产后。历代医家将产后危急重症概括为"三病""三冲""三急"。汉代《金匮要略·妇人产后病脉证并治》指出："新产妇人有三病，一者病痉，二者病郁冒，三者大便难。"又《张氏医通·妇人门》云："败血上冲有三，或歌舞谈笑，或怒骂坐卧，甚者逾墙上屋，口咬拳打，山腔野调，号佛名神，此败血冲心，多死……若饱闷呕恶，腹满胀痛者曰冲胃……若面赤呕逆欲死曰冲肺……大抵冲心者，十难救一，冲胃者，五死五生，冲肺者，十全一二。"又论："产后诸病，惟呕吐、盗汗、泄泻为急，三者并见必危。"前人所指的产后病，涉及范围较广，根据现代临床的认识来看，古人所说的产后"三冲"，与西医产科的羊水栓塞有相似之处，是产时危急重症。近年来，由于疾病谱的变化和对某些疾病的重新认识，本章新增临床常见的产后抑郁及产后血劳。

　　产后病的病因病机可归纳为四个方面：一是亡血伤津。由于分娩用力、出汗、产创和出血，而使阴血暴亡，虚阳浮散，变生他病，易致产后血晕、产后痉病、产后发热、产后大便难、产后小便淋痛、产后血劳等。二是元气受损。分娩是一个持续时间较长（初产妇需持续 12～14 小时，经产妇一般为 6～8 小时）的体力持续消耗过程。若产程过长，产时用力耗气，产后操劳过早，或失血过多，气随血耗，而致气虚失摄、冲任不固可致产后小便不通、产后恶露不绝、产后乳汁自出、产后汗证、产后发热、产后血劳等。三是瘀血内阻。分娩创伤，脉络受损，血溢脉外，离经成瘀。产后百节空虚，若起居不慎，感受寒热之邪，寒凝热灼成瘀；或胞衣、胎盘残留，瘀血内阻，败血为病，可致产后腹痛、产后发热、产后恶露不绝、产后抑郁等。四是外感六淫或饮食房劳所伤。产后元气、津血俱伤，腠理疏松，所谓"产后百节空虚"，生活稍有不慎或调摄失当，均可致气血不调，营卫失和，脏腑功能失常，冲任损伤而变生产后诸疾。

综上所述，由产后亡血伤津、元气受损、瘀血内阻所形成的"多虚多瘀"的病机特点，是产后病发生的基础和内因。有学者通过对 200 例正常自然分娩产妇与 100 例健康未孕妇女对照组之间红细胞免疫黏附活性、植物血凝素皮试、血液流变学、甲皱微循环、血常规的实验室检查和产妇恶露量、色、质及腹痛、便秘、神疲倦怠等临床征象观察，初步验证了中医妇科学这一传统理论的客观性和科学性，从而为产后病的病因病机学说及防治产后疾病提供了理论与临床依据。

产后病的诊断：在应用四诊采集病史、体征资料，进行八纲、脏腑、气血辨证之时，还须根据新产后的生理、病因病机特点进行"三审"，即先审小腹痛与不痛，以辨有无恶露停滞；次审大便通与不通，以验津液的盛衰；再审乳汁的行与不行和饮食多少，以察胃气的强弱。同时还应根据病证，了解产妇体质，产前、产时、产后情况，参以脉证，必要时配合妇科检查及相应的实验室检查、辅助检查进行全面综合的分析，才能做出正确的诊断。

产后病的治疗原则：应根据亡血伤津、元气受损、瘀血内阻、多虚多瘀的特点，本着"勿拘于产后，亦勿忘于产后"的原则，结合病情进行辨证论治。《景岳全书·妇人规》云："产后气血俱去，诚多虚证。然有虚者，有不虚者，有全实者。凡此三者，但当随证、随人，辨其虚实，以常法治疗，不得执有诚心，概行大补，以致助邪。"此种立论，颇为中肯，实为产后辨证论治之要领。常用的具体治法有补虚化瘀、清热解毒、益气固表、调理肾肝脾等。补虚化瘀，以补益气血尤以补血为主，佐以化瘀，庶使瘀去血生；清热解毒，以清泻产后感染邪毒为主，佐以凉血化瘀，务使邪毒不入营血，而无邪陷心包之虞；益气固表，以补肺健脾为主，佐以调和营卫，使之充皮毛，实腠理，而无"百脉空虚""腠理疏松"之伤；调理肾肝脾，以顺应和恢复肾肝脾各自功能为主，佐以调和气血，疗产后诸虚百损，损伤脏腑之疾，而无产后抑郁、产后血劳之苦。选方用药，又须照顾气血，行气勿过于耗散，化瘀勿过于攻逐，时时顾护胃气，消导必兼扶脾，寒证不宜过用温燥，热证不宜过用寒凉；解表不过于发汗，攻里不过于削伐；掌握补虚不滞邪、攻邪不伤正的原则，勿犯虚虚实实实之戒。同时应注意产后用药"三禁"，即禁大汗以防亡阳，禁峻下以防亡阴，禁通利小便以防亡津液。此外，对产后病中的危急重症，如产后血晕、产后痉病、产后发热等，临证时必当详察，及时明确诊断，必要时中西医结合救治，以免贻误病情。

产后病的调护：居室宜寒温适宜，空气流通，阳光充足，不宜关门闭户；衣着宜温凉合适，以防外感风寒或中暑；饮食宜清淡，富含营养而易消化；不宜过食生冷辛辣和肥腻煎炒之品，以免内伤脾胃；宜劳逸结合，以免耗气伤血；心情宜轻松舒畅，不宜悲恐抑郁太过，以防情志伤人。产后百日内，不宜交合，勿为房室所伤；尤宜保持外阴清洁卫生，以防病邪乘虚入侵。

第一节　产后血晕

产妇分娩后突然头晕眼花，不能起坐，或心胸满闷，恶心呕吐，痰涌气急，心烦不安，甚则神昏口噤，不省人事，称为"产后血晕"。可与西医"产后出血"和"羊水栓塞"互参。

隋代《诸病源候论》对产后血晕已有一定的认识，列有"产后血运闷候"，指出："运闷之状，心烦气欲绝是也。"同时指出："亦有去血过多，亦有下血极少，皆令运。若产去血过多，血虚气极，如此而运闷者，但烦闷而已；若下血过少，而气逆者，则血随气上，掩于心，亦令运闷，则烦闷而心满急。二者为异。亦当候其产妇血下多少，则知其产后应运与不也。然烦闷勾不止，则死人。"清代《傅青主女科·产后血晕不语》于治法中自增加"急用银针刺其眉心，得血出则语矣，然后以人参一两煎汤灌之，无不生者"的急救方法，充分体现了中医学"急则治其标，缓则治其本"的治疗原则。历代医家对产后血晕的认识，给今人奠定了良好的基础，某些中医急救措施，影响甚远，沿用至今，对指导临床具有一定的意义。

【病因病机】

产后血晕的病机不外乎虚、实两端，虚者多由阴血暴亡，心神失守而发；实者多因瘀血上攻，扰乱心神所致。

1. 血虚气脱 产妇素体气血虚弱，复因产时失血过多，以致营阴下夺，气随血脱，而致血晕。《女科经纶》引李东垣之论曰："妇人分娩，昏冒瞑目，因阴血暴亡，心神无所养。"

2. 瘀阻气闭 产时或产后感受风寒，寒邪乘虚侵入胞中，血为寒凝，瘀滞不行，以致恶露涩少，血瘀气逆，上扰神明，而致血晕。《血证论·产血》中云："下血少而晕者，乃恶露上抢于心，心下满急，神昏口噤，绝不知人。"

【诊断】

1. 病史 产妇既往患有严重的贫血、血小板减少症、凝血功能障碍，或产时软产道裂伤、产后宫缩乏力、胎盘剥离不全、剥离后滞留、胎盘嵌顿、胎盘植入或胎膜残留等。

2. 临床表现 以产妇新产之后数小时内，突然头晕目眩，不能起坐，或晕厥甚则昏迷不省人事为主要特点。

3. 检查

（1）产科检查：了解胎膜、胎盘是否完整，子宫收缩情况，有无软产道损伤等征象，观察阴道流血量。

（2）实验室检查：血常规、血小板计数、凝血酶原时间、纤维蛋白原等有关凝血功能的实验室检查，有助于临床诊断。

（3）其他检查：B超、心电图、心脏功能检测、肾脏功能检测、血压测量等可辅助诊断。

【鉴别诊断】

产后血晕与产后郁冒、产后痉病、产后子痫均可发生于新产之际，四者临床表现虽有相似之处，但病因病机各有不同，治法各异，故临证时必须详细辨识，予以鉴别，方不致误。

1. 产后郁冒 都可见眩晕症状，但产后郁冒是因产后亡血复汗感受寒邪所致，症见头眩目瞀，郁闷不舒，呕不能食，大便反坚，但头汗出；而产后血晕则多由产后阴血暴亡，心神失养，或瘀血停滞，气逆攻心所致，晕来势急，病情严重，临床诊断时以不省人事，口噤，甚则昏迷不醒为其特点。

2. 产后痉病 口噤不开为二病的相似之处，但产后痉病多由产时创伤，感染邪毒，或产后亡血伤津，筋脉失养所致，其发病时间较产后血晕缓慢，其症状以四肢抽搐，项背强直，角弓反张为主，二者易于鉴别。

3. 产后子痫 都可见神志不清，但产后子痫除了产前有头晕目眩、头面及四肢浮肿、高血压、蛋白尿等病史以外，尚有典型的抽搐症状，可与产后血晕相鉴别。

【急症处理】

产后血晕无论虚实都属危急重症，应予以高度重视，查明原因，积极进行中西医结合抢救，以免延误病情，危及产妇生命。

中医治疗本病应本着"急则治其标，缓则治其本"的原则。当产后血晕发生休克时，应首先抗休克，促其复苏，采取下列措施：

1. 立即将产妇置于头低脚高的仰卧体位，同时予以保温。

2. 针刺印堂、水沟、涌泉等穴，加强刺激以促速醒。

3. 丽参注射液、参麦注射液、参附注射液静脉推注或点滴，迅速补充血容量以抗休克。

4. 结合西医有关"产后出血"的原因，即子宫收缩乏力、胎盘因素、软产道裂伤、凝血功能障碍，进行中西医结合的抢救。

【辨证论治】

产后血晕应根据眩晕的特点及恶露多少等临床表现辨别虚实。虚者为脱证，恶露量多，

面色苍白，心悸愦闷，甚则昏厥，目闭口开，手撒肢冷，一般多见于产后大出血。实者为闭证，恶露量少或不下，面色紫暗，心腹胀痛，神昏口噤，两手握拳。临证时需配合实验室等各项检查，明确病因，分别处理。

1. 血虚气脱证

主要证候：产时或产后失血过多，突然晕眩，面色苍白，心悸愦闷，甚则昏不知人，眼闭口开，手撒肢冷，冷汗淋漓。舌淡无苔，脉微欲绝或浮大而虚。

证候分析：由于产时或产后失血过多，心失所养，故令晕眩，心悸愦闷，甚则昏不知人；血虚不能上荣于目，故眼闭；气随血脱，阳气不能达于四末，故四肢厥冷；营阴暴脱，阴不内守，虚阳外越，故冷汗淋漓。舌淡无苔，脉微细欲绝或浮大而虚，乃为血虚气脱之征。

治法：益气固脱。

方药：参附汤（《校注妇人良方》）。

参附汤组成：人参、附子。

原方治阳气暴脱之证。方中人参大补元气，固脱生津；附子温里散寒，回阳救逆。若阴道下血不止，加姜炭、黑芥穗以增强止血之力。若病人神志昏迷，难以口服药物时，可行鼻饲。待病人神志清醒之后，则应大补气血，方用当归补血汤（《医理真传》）加减。

2. 瘀阻气闭证

主要证候：产后恶露不下或量少，少腹阵痛拒按，突然头晕眼花，不能起坐，甚则心下急满，气粗喘促，神昏口噤，不省人事，两手握拳，牙关紧闭，面色青紫，唇舌紫暗，脉涩。

证候分析：由于产时感寒，气血凝滞，以致恶露不下或量少；寒凝血滞，瘀血内阻，则少腹疼痛拒按；败血停留，气机不畅，上攻于心肺，故心下急满，气粗喘促，甚则神昏口噤，不省人事；瘀血内停，经络阻滞，则两手握拳；面色青紫、唇舌紫暗、脉涩为血瘀气滞之征。

治法：行血逐瘀。

方药：夺命散（《妇人大全良方》）加当归、川芎。

夺命散组成：没药、血竭。

原方治血瘀气逆之闭证。方中没药、血竭活血理气，逐瘀止痛；加当归、川芎以增强活血行瘀之力。瘀去则气机调畅，气逆可平，晕厥亦除，神志自清。若兼胸闷呕哕者，加姜半夏、胆南星以降逆化痰。

【预防与调摄】

本病多由产后大出血发展而来，因此防治产后大出血是预防产后血晕的主要措施。

1. 注意做好孕期保健。对双胎、多胎、羊水过多、妊娠高血压综合征等有可能发生产后出血的孕妇，或有产后出血史、剖宫史者，应严格把好产前检查关，择期住院待产；对胎盘早剥者，应及早处理，避免发生凝血功能障碍。

2. 提高助产技术，正确处理分娩三个产程。认真检查胎盘、胎膜是否完整，有无残留。如发现软产道损伤等体征，应及时处理。

3. 注意子宫收缩及阴道出血情况，同时观察血压、脉搏及全身情况。

4. 一旦发生产后出血量多，须迅速查明引起出血的原因，及时纠正失血引起的低血容量，进行针对性治疗。

5.在产妇分娩过程中，应注意保暖，避免风寒，注意外阴部清洁卫生，避免产妇情绪激动，并应注意产后饮食调摄，清除其他导致产后血晕的因素，确保产妇生命安全。

【临证参考】

产后血晕属危急重症之一。西医妇产科学中没有与本病相对应的病名，但临床中因产后出血引起的虚脱、休克或羊水栓塞等病，可与产后血晕互参。近代《中国医学百科全书·中医妇科学》明确指出了产后血晕的病因病机为失血过多，血不上荣于脑或败血上攻所致。临证应辨其虚实，分清脱证与闭证。治疗应本着"急则治其标，缓则治其本"的原则。当产后血晕发生休克时，应采取中西医结合手段针对病证进行抢救，促其复苏。待病情稳定后，再行辨证施治。

第二节　产后痉病

产褥期内，突然发生四肢抽搐，项背强直，甚则口噤不开，角弓反张者，称为"产后痉病"，又称"产后发痉""产后痉风"。本病与西医学的产后抽搐和产后"破伤风"相似。产后破伤风，病情发展快，变化迅速，若抢救不及时，可危及产妇生命。

产后痉病始见于东汉·张仲景所著《金匮要略》："新产妇人有三病，一者病痉……"同时指出引起产后发痉的原因，多为产后血虚，汗出过多，风邪乘虚侵入而致。隋代《诸病源候论》已专设"产后中风痉候"，从病因病机、症状及预后方面进行论述，提出"产后中风痉者，因产伤动血脉，脏腑虚竭，饮食未复，未满日月，荣卫虚伤，风气得入五脏，伤太阳之经，复感寒湿，寒搏于筋，则发痉。其状口急噤，背强直，摇头马鸣，腰为反折，须臾十发，气急如绝，汗出如雨，手拭不及者，皆死"。宋代《妇人大全良方》认为是产后汗多变痉，因气血亏损，肉理不密，风邪所乘，以小续命汤速灌之。明代《景岳全书·妇人规》强调"凡遇此证，速当察其阴阳，大补气血。用大补元煎或理阴煎及十全大补汤之类，庶保其生，若认为风痰而用发散消导等剂，则死无疑矣"。清代《傅青主女科》则提出用加减生化汤治疗此病。综上所述，历代医家对本病已有明确的认识。随着医学的不断发展，现代临床中遇有此病，首先应辨明原因，进行针对性治疗，必要时结合中西医抢救，方可减少产妇的死亡率。

【病因病机】

本病的发生，主要是亡血伤津，筋脉失养，或感染邪毒，直窜经络所致。后者病情尤为急重，应严密观察病情变化，采取相应的抢救措施。

1. 阴血亏虚 素体阴血亏虚，复加产后失血伤津，营阴耗损，津液虚竭，筋脉失养，阴虚风动而致发痉。《景岳全书·妇人规》曰："产后发痉，乃阴血大亏证也。"

2. 感染邪毒 多因接生不慎，或产创出血，护理不洁，邪毒乘虚入侵，直窜筋脉，以致发痉。《校注妇人良方·产后门》说："去血过多，元气亏极，或外邪相搏，以致牙关紧急，四肢挛强。"

【诊断】

1. 病史 有素体血虚阴亏，产时或产后失血过多，复多汗出；或接生不慎，护理不洁，产创感染等病史。

2. 临床表现 以产后四肢抽搐，项背强直，甚则牙关紧闭，角弓反张为特征。

3. 检查

（1）产科检查：阴道流血量多，或软产道损伤。

（2）实验室检查：血常规、血钙、细菌培养等可协助诊断。

【鉴别诊断】

1. 产后子痫 产后子痫多发生于产后24小时以内，既往有妊高症病史，临床上患者出现抽搐，同时伴有神昏；而本病多在产后数日后发病，可有产时、产后失血过多或不洁接产史，且出现四肢抽搐、角弓反张等症状的同时，神志清楚。

2. 癫痫产后发作 产妇既往有癫痫病史。

【急症处理】

1. 控制抽搐　一旦抽搐发作，首先控制病情，选用解痉、镇静药物，同时配用针刺疗法。取长强、鸠尾、阳陵泉、水沟、颊车、筋缩、合谷、百会等，采取强刺激手法。

2. 护理　患者应置于单人暗室，保持空气流通，避免一切外来刺激；防止受伤，有假牙者取出假牙，将压舌板或开口器置于上下臼齿之间，同时保证病人呼吸道通畅。

【辨证论治】

产后痉证，首辨虚实，而后定法。属阴血亏虚者，当以养血息风为主；属感染邪毒者，当以解毒镇痉为主。注意不可过用辛温之品，以防燥血伤津，变生他证。

1. 阴血亏虚证

主要证候：产后失血过多，骤然发痉，头项强直，牙关紧闭，四肢抽搐，面色苍白或萎黄，舌淡红，少苔或无苔，脉虚细。

证候分析：产时或产后失血过多而致亡血伤津，筋脉失养，血虚肝风内动，故头项强直，牙关紧闭，四肢抽搐；血虚不能上荣于面，故面色苍白或萎黄；舌淡红，少苔或无苔，脉虚细，皆为阴血亏虚之征。

治法：育阴养血，柔肝息风。

方药：三甲复脉汤（《温病条辨》）加天麻、钩藤、石菖蒲。

三甲复脉汤组成：白芍、阿胶、龟甲、鳖甲、牡蛎、麦冬、干地黄、炙甘草、麻仁。

原方治温病热邪久羁下焦，热深厥甚，阴血亏虚之证。方中白芍、阿胶、干地黄、麦冬滋阴养血为君，取"治风先治血"之意。龟甲、鳖甲、牡蛎育阴潜阳为臣；天麻、钩藤平肝息风，石菖蒲宁心开窍，合而为佐；炙甘草健脾和中为使。全方共奏育阴养血，柔肝息风之效。

2. 感染邪毒证

主要证候：产后头项强痛，发热恶寒，牙关紧闭，口角抽动，面呈若笑，继而项背强直，角弓反张，舌暗红，脉浮而弦，为感染邪毒之征。

治法：解毒镇痉，理血祛风。

方药：玉真散（《外科正宗》）加僵蚕、蜈蚣。

玉真散组成：天南星、防风、白芷、天麻、羌活、白附子。

原方治破伤风，为创伤之后，感受风毒之邪。方中白附子、天南星祛风化痰，定搐解痉；羌活、防风、白芷疏散经络中之风邪，导邪外出；天麻息风解痉。诸药配伍，共奏祛风解痉止痛之效。

若邪毒内传攻心，病情急重，伴高热不退，抽搐频繁发作者，当急以中西医结合抢救，控制抽搐。

第三节　产后发热

产褥期内，出现发热持续不退，或突然高热寒战，并伴有其他症状者，称"产后发热"。如产后 1～2 日内，由于阴血骤虚，阳气外浮，而见轻微发热，而无其他症状，此乃营卫暂时失于调和，一般可自行消退，属正常生理现象。本病感染邪毒型发热，类似于西医学的产褥感染，是产褥期最常见的严重并发症，为危急重症，至今仍为产妇死亡的重要原因之一。产后发热包涵了西医学的"产褥中暑"，其重症亦可危及生命，应予以高度重视。

产后发热的记述最早见于《素问·通评虚实论》："帝曰：乳子而病热，脉悬小者何如？岐伯曰：手足温则生，寒则死。"指出根据脉象、手足寒温判断产后发热的转归与预后。汉代《金匮要略·妇人产后病脉证治》则记载了产后瘀血内结兼阳明腑实发热腹痛及产后中风发热，分列大承气汤、竹叶汤与阳旦汤治之。隋代《诸病源候论》列有"产后虚热候"及"产后寒热候"，指出除外感发热外尚有内伤发热。明代《景岳全书·妇人规》对本病的认识更加深入，将发热分为外感风寒、邪火内盛、水亏阴虚、劳倦虚烦、失血过多等，其分型论治至今仍基本沿用。清代《医宗金鉴·妇科心法要诀》则将产后发热分为伤食、外感、血瘀、血虚、蒸乳等类型，亦颇合临床实际。由此可见，历代医家对产后发热的病因病机、辨证论治等方面，都在不断充实完善。但对感染邪毒致病者，则未有足够的认识。今天看来，根据其证情严重、传变迅速的特点，应归于中医温热病的范畴，故叶天士在《外感温热篇》中指出："产后之法……当如虚怯人病邪而治，总之无犯实实虚虚之禁。"

【病因病机】

根据历代文献记载，引起产后发热的原因很多，但致病机理与产后"正气易虚，易感病邪，易生瘀滞"的特殊生理状态密切相关。产后胞脉空虚，邪毒乘虚直犯胞宫，正邪交争，正气亏虚，易感外邪，败血停滞，营卫不通，阴血亏虚，阳气浮散，均可致发热。

1.感染邪毒　产后血室正开，胞脉空虚，若产时接生不慎，或产后护理不洁，邪毒乘虚入侵直犯胞宫，正邪交争而发热。产后正虚，若邪毒炽盛，与血相搏，正虚邪盛而传变迅速，热入营血，甚则逆传心包，出现危急重证。

2.外感　产后气血骤虚，元气受损，腠理不密，卫阳不固，外邪乘虚而入，营卫不和，或正直暑令，卒中暑邪，亦可致发热。

3.血瘀　产后恶露不畅，当下不下，瘀血停滞，阻碍气机，营卫不通，郁而发热。

4.血虚　产时、产后失血过多，阴血骤虚，以致阳浮于外而发热；血虚伤阴，相火偏旺，亦致发热。如《医宗金鉴·妇科心法要诀·发热证治》曰："产后发热，多因阴血暴伤，阳无所附。"

上述病因病机充分体现了产后病总的发病机理，即阴血骤虚，阳易浮散；瘀血内阻，败血为患；元气虚弱，易感外邪。若邪从肌表入侵，则主外感发热；若外感邪毒从阴户直犯胞宫，则为感染邪毒发热；若邪毒炽盛，与血相搏，传变迅速，病情危重，治不及时，可热入营血，内陷心包，或出现高热、神昏谵语等危重证候，临证必须密切观察。

【诊断】

1.病史　妊娠晚期不节房事，或产程不顺（难产、滞产），接生不慎，产创护理不洁；或产后失血过多；或产后不禁房事；或当风感寒；或冒暑受热；或有情志不遂史。

2.临床表现　产褥期内，尤以新产后出现以发热为主，表现为持续发热，或突然寒战高热，或发热恶寒，或乍寒乍热，或低热缠绵等症状。若产后 24 小时后至 10 天内出现体温 ≥ 38℃，多数情况下表示有产褥感染。除发热之外，常伴有恶露异常和小腹疼痛，尤其恶露异常。王淑贞主编《实用妇产科学》中指出："约有 1/3～1/2 产褥感染首先出现的症状并不是发热……死于阴道分娩后败血症的患者，首先出现的症状是恶露异常。"清阎纯玺所撰《胎产心法》将"产后三审"把先审腹痛与恶露置于首位，实为可贵。

3. 检查

（1）妇科检查：软产道损伤，局部可见红肿化脓。盆腔呈炎性改变，恶露秽臭。

（2）辅助检查：血常规检查见白细胞总数及中性粒细胞升高。宫腔分泌物或血培养可找到致病菌。B超检查见盆腔有液性暗区，提示有炎症或脓肿。彩色多普勒、CT、磁共振等检测，能对感染形成的包块、脓肿及静脉血栓进行定位和定性。产后发热的关键是早期诊断，以排除感染邪毒证，因此证最急最重，危及生命。

【鉴别诊断】

1. 蒸乳发热 产后 3～4 天泌乳期见低热，可自然消失，俗称"蒸乳"，不属病理范畴。

2. 乳痈发热 乳痈发热表现为乳房胀硬、红肿、热痛，甚则溃腐化脓。发热并伴有乳房局部症状是其特点，而产后发热不伴有乳房局部症状，可资鉴别。

3. 产后小便淋痛 产后小便淋痛、发热恶寒的同时，必伴有尿频、尿急、淋沥涩痛、尿黄或赤，尿常规检查可见红细胞、白细胞，尿培养可见致病菌。

其他如产后痢疾、产后肠痈、产后疟疾所致发热，亦可发生在产褥期，但此类发热与产褥生理无密切关系，应按内科诊治。

【急症处理】

感染邪毒所致的产后发热，是产科危急重症，若治疗不当或延误治疗可使病情进一步发展，邪毒内传，热入营血，或热陷心包，甚则发展至热深厥脱危重之候。此时，应参照"产褥感染"，积极进行中西医救治。

1. 支持疗法 加强营养，纠正水、电解质平衡紊乱，病情严重者或贫血者，多次少量输血或输血浆。

2. 热入营血 高热不退，心烦汗出，斑疹隐隐，舌红绛，苔黄燥，脉弦细数。治宜解毒清营，凉血养阴。方用清营汤（《温病条辨》）加味，或用清开灵注射液，每日 20～40mL，加入 5% 葡萄糖注射液或生理盐水静脉滴注，以清热解毒、醒神开窍。

3. 热入心包 高热不退，神昏谵语，甚则昏迷，面色苍白，四肢厥冷，脉微而数。治宜凉血托毒，清心开窍。方用清营汤送服安宫牛黄丸（《温病条辨》）或紫雪丹（《温病条辨》）或醒脑静注射液，肌内注射，每次2～4mL，每日1～2次。或每次20mL稀释于10%葡萄糖200mL或生理盐水100mL内，静脉点滴。

4. 热深厥脱 冷汗淋漓，四肢厥冷，脉微欲绝等亡阳证候，急当回阳救逆，方用独参汤、生脉散（《内外伤辨惑论》）或参附汤，或用参附注射液肌肉注射，每次2～4mL，每日1～2次，或每次10～20mL稀释于5%或10%葡萄糖注射液20mL内，静脉推注，以回阳救逆，益气固脱。此时病情复杂，势急症重，必须根据病情，配合西医治疗，给予足够的抗生素，或糖皮质激素，纠正电解质紊乱，抗休克，及时处理伤口。若有盆腔脓肿，切开引流。当病情稳定后，应检查原因，及时处理。

【辨证论治】

产后发热，虚实轻重有别，临证应根据发热的特点、恶露、小腹痛等情况以及伴随的全身症状，综合分析明辨。若高热寒战，持续不退，恶露紫暗秽臭，小腹疼痛拒按，心烦口渴，舌红苔黄，脉数有力，多属感染邪毒；若恶寒发热，头痛身痛，苔薄白，脉浮，为外感发热；寒热时作，恶露量少，色暗有块，小腹疼痛拒按，舌紫暗，脉弦涩，属血瘀发热；若低热不退，恶露量少，色淡，腹痛绵绵，头晕心悸，舌淡，苔薄白，脉细数，乃血虚发热。治疗以调气血、和营卫为主，时时应重视产后多虚多瘀的特点，实证亦不可过于发表攻里，但又不可不问证情片面强调补虚，而忽视外感邪毒和里实之证，致犯虚虚实实之戒。其中感染邪毒证为产后发热之重症、危症，必须中西医结合治疗。

1. 感染邪毒证

主要证候： 产后高热寒战，热势不退，小腹疼痛拒按，恶露量或多或少，色紫暗如败酱，气臭秽，心烦口渴，尿少色黄，大便燥结，舌红苔黄，脉数有力。

证候分析： 新产血室正开，胞脉空虚，邪毒乘虚直犯胞宫，正邪交争急剧，故高热寒战，邪毒稽留体内日久，故热势不退；邪毒入胞与瘀血互结，阻滞胞脉故小腹疼痛拒按，恶露排出不畅，热迫血行则量多，热与血结则量少，热毒熏蒸，故色如败酱，气臭秽；热扰心神故心烦，热灼津液则口渴，尿少色黄，大便燥结；舌红苔黄、脉数有力均为邪毒内燔之征。

治法：清热解毒，凉血化瘀。

方药：五味消毒饮（《医宗金鉴·外科心法要诀》）合失笑散（《和剂局方》）加牡丹皮、赤芍、鱼腥草、益母草。

五味消毒饮组成：金银花、野菊花、蒲公英、紫花地丁、紫背天葵。

失笑散组成：蒲黄、五灵脂。

五味消毒饮原方疗诸疔，用于毒势不尽，憎寒壮热仍作者。方中金银花、野菊花、蒲公英、紫花地丁、紫背天葵、鱼腥草清热解毒排脓；蒲黄、五灵脂、益母草活血化瘀；牡丹皮、赤芍清热凉血活血。共奏清热解毒、凉血化瘀之效。

若高热不退，大汗出，烦渴引饮，脉虚大而数者，属热盛伤津之候。治宜清热除烦，益气生津，方用白虎加人参汤（《伤寒论》）。

白虎加人参汤组成：石膏、知母、粳米、甘草、人参。

方中白虎汤清热除烦，人参益气生津，使热退津复。

若持续高热，小腹疼痛剧烈，拒按，恶露不畅，秽臭如脓，烦渴引饮，大便燥结，舌紫暗，苔黄而燥，脉弦数者，此乃热毒与瘀血互结胞中。治宜清热逐瘀、排脓通腑。方用大黄牡丹皮汤（《金匮要略》）加败酱草、大血藤、益母草。

大黄牡丹汤组成：大黄、牡丹皮、桃仁、冬瓜仁、芒硝。

大黄牡丹皮汤用于此，以泄热逐瘀，排脓散结，畅通阳明腑道，有使瘀热脓毒排出之功，加大血藤、败酱草清热解毒，益母草活血化瘀，共奏清热逐瘀，排脓通腑之效。如有盆腔脓肿，则要切开引流，胎盘残留宫腔者，在抗感染下行清宫术。

本型发热，因产妇体质强弱有别，所感邪毒种类不同，故临床证候错综复杂，变化迅速，邪毒向内传变与血相搏，热毒可入营血，甚而逆传心包，当参照本节"急症处理"内容，迅速救治。

若产后1～2周寒战，高热反复发作，抗菌治疗无效，或见下肢肿胀发硬、皮肤发白，小腿腓肠肌与足底疼痛与压痛，甚者痛不可着地，舌暗脉弦。此为盆腔血栓性静脉炎，是产褥感染的一种特殊形式，属严重并发症。中医可按"脉痹"论治，热毒、瘀阻与湿邪留滞经脉肌肤是其主要病机，治疗以清热解毒、活血化瘀、祛湿通络为主，可选抵当汤（《金匮要略》）合四妙勇安汤（《验方新编》）随证加减。热退后须继续巩固治疗，以避免产后身痛等后遗症的发生。

2. 外感证

主要证候：产后恶寒发热，鼻流清涕，头痛、肢体酸痛，无汗，舌苔薄白，脉浮紧。

证候分析：产后元气虚弱，卫阳不固，腠理不实，风寒袭表，正邪交争，则恶寒发热，头痛，身痛；风寒束表则无汗；肺气失宣则鼻流清涕；苔薄白，脉浮紧，为风寒袭表之征。

治法：养血祛风，疏解表邪。

方药：荆穗四物汤（《医宗金鉴》）加防风、紫苏叶。

荆穗四物汤组成：当归、川芎、白芍、熟地黄、荆芥穗。

方中四物汤养血扶正，荆芥穗、防风、紫苏叶疏风散寒解表。

若症见发热，微恶风寒，头痛身痛，咳嗽痰黄，口干咽痛，微汗或无汗，舌红，苔薄黄，脉浮数，此为外感风热之邪。治宜辛凉解表，疏风清热。方用银翘散（《温病条辨》）。

银翘散组成：金银花、连翘、淡竹叶、荆芥穗、薄荷、牛蒡子、桔梗、淡豆豉、甘草、芦根。

方中金银花、连翘清热解毒，轻宣透表为君；牛蒡子、薄荷疏风散热，解毒利咽，荆芥穗、淡豆豉辛散表邪，透热外出为臣；淡竹叶、芦根、桔梗清热生津，止咳化痰为佐；甘草调和诸药为使，共奏疏散风热、辛凉解表之效。

若邪入少阳，症见寒热往来、口苦、咽干、目眩、默默不欲食，脉弦。治宜和解少阳。方选小柴胡汤（《伤寒论》）加味。

小柴胡汤组成：柴胡、黄芩、人参、甘草、半夏、川芎、白芍、生姜、大枣。

若产时正值炎热酷暑季节，症见身热多汗，口渴心烦，体倦少气，舌红少津，脉虚数，为外感暑热，气津两伤。首先应改善暑热环境，降温通风。治宜清暑益气，养阴生津。方用王氏清暑益气汤（《温热经纬》）。

王氏清暑益气汤组成：西洋参、石斛、麦冬、黄连、淡竹叶、荷梗、知母、甘草、粳米、西瓜翠衣。

方中西瓜翠衣、西洋参清热解暑、益气生津为君；荷梗、石斛、麦冬清热养阴为为臣；黄连、知母、淡竹叶清热解毒除烦为佐；甘草、粳米益胃和中为使。全方具有清暑益气、养阴生津之功。

若暑入心营，神昏谵语，灼热烦躁，甚或昏迷不醒，或猝然昏倒，不省人事，身热肢厥，气喘不语，牙关紧闭，舌绛脉数者，治宜凉营泄热，清心开窍。清营汤（《温病条辨》）送服安宫牛黄丸（《温病条辨》）或紫雪丹（《温病条辨》）或至宝丹（《太平惠民和剂局方》）。如失治、误治均可致阳气暴脱，阴液衰竭，而出现昏迷、汗出、肢厥、脉微欲绝等危候，治宜益气养阴，回阳固脱，用生脉散合参附汤。

3. 血瘀证

主要证候： 产后寒热时作，恶露不下或下亦甚少，色紫暗有块，小腹疼痛拒按。舌质紫暗或有瘀点，脉弦涩。

证候分析： 新产后子宫复旧不良，恶露排出不畅，瘀血停滞胞宫，阻碍气机，营卫失调，阴阳失和，则寒热时作；气机不畅，瘀血内停，故恶露紫暗有块；胞宫、胞脉阻滞，故小腹疼痛拒按。舌质紫暗或有瘀点、脉涩均为血瘀之征。

治法： 活血化瘀，和营退热。

方药： 生化汤（《傅青主女科》）加丹参、牡丹皮、益母草。

生化汤组成： 当归、川芎、桃仁、炮姜、炙甘草。

生化汤是家喻户晓的产后代表方，原方治产后血瘀腹痛兼血寒者。方中重用当归补血活血、化瘀生新为君；川芎活血行气祛风，桃仁活血祛瘀，为臣；炮姜温经散寒，收缩子宫，止痛止血，为佐；炙甘草和中，调和诸药为使。全方补虚化瘀，加丹参、牡丹皮、益母草加强化瘀清热之功。

4. 血虚证

主要证候： 产后低热不退，腹痛绵绵，喜按，恶露量或多或少，色淡质稀，自汗，头晕心悸，舌质淡，苔薄白，脉细数。

证候分析： 产时产后失血伤津，阴血骤虚，阴不敛阳，虚阳外浮，故低热缠绵，自汗。血虚胞脉失养，故腹痛绵绵、喜按。气随血耗，冲任不固，故恶露量多，血虚冲任不足则量少，色淡质稀。血虚心脑失养则头晕心悸。舌淡、脉细均为血虚之征。

治法： 补血益气，和营退热。

方药： 补中益气汤（《脾胃论》）加地骨皮。

补中益气汤组成： 黄芪、甘草、人参、当归、陈皮、升麻、柴胡、白术。

原治饮食劳倦所伤致热。本方遵《内经》"劳者温之，损者益之"之义，以补中益气汤甘温除热，加地骨皮甘寒清热，共奏补血益气、和营退热之效。

若阴虚火旺，症见午后潮热，颧红口渴，大便干燥，舌红苔少，脉细数者，治宜滋阴养血，和营清热。方选加减一阴煎（《景岳全书》）加白薇、青蒿、鳖甲。

加减一阴煎组成：生地黄、熟地黄、白芍、麦冬、知母、地骨皮、甘草。

方中地骨皮、青蒿清火退热为君；知母、白薇、鳖甲、生地黄滋阴清热为臣；白芍、麦冬、熟地黄养血滋阴为佐；甘草调和诸药为使。全方共奏滋阴养血、和营退热之效。

【转归与预后】

产后发热的预后由于病因不同而各异。若属血虚、血瘀、外感发热者，病情较缓，积极合理有效治疗，很快即可痊愈。中暑发热，病势较急，若治不及时，可致阴阳离决，危及生命。感染邪毒发热是产后发热中的危急重症，及时治疗抢救，可痊愈。若失治、误治，以致邪毒内传，热入营血，逆传心包，甚则热深厥脱，可危及生命，预后不良，即使抢救成功，亦可造成多器官功能损伤而造成产后虚损。

【预防与调摄】

1. 加强孕期保健，注意均衡营养，增强体质，孕晚期应禁房事。

2. 正确处理分娩，产程中严格无菌操作，尽量避免产道损伤和产后出血，有损伤者应及时仔细缝合。

3. 产褥期应避风寒，慎起居，保持外阴清洁，严禁房事，以防外邪入侵。

4. 产后取半卧位，有利于恶露排出。

5. 防患于未然，凡有产道污染、产道手术、胎膜早破、产后出血等有感染可能者，可给予抗生素或清热解毒之品，预防病邪入侵。

第四节　产后腹痛

产妇在产褥期内，发生与分娩或产褥有关的小腹疼痛，称为产后腹痛。其中因瘀血引起者，称"儿枕痛"。本病以新产后多见。孕妇分娩后，由于子宫的缩复作用，小腹呈阵阵作痛，于产后 1～2 日出现，持续 2～3 日自然消失，西医学称"宫缩痛""产后痛"，属生理现象，一般不需治疗。若腹痛阵阵加剧，难以忍受，或腹痛绵绵，疼痛不已，影响产妇的康复，则为病态，应予以治疗。

产后腹痛始载于汉代《金匮要略·产后病脉证治》，此篇中共三条证治，将产后腹痛证分血虚里寒、气血郁滞、瘀血内结虚实不同的治疗方法，其所创当归生姜羊肉汤、枳实芍药散、下瘀血汤一直为后世医家所沿用。隋代《诸病源候论·妇人产后腹中痛候》认为产后腹痛之因多责于"脏虚"，瘀血未尽遇风冷凝结所致，并有变成"血瘕"之虞。宋代《妇人大全良方》论"产后腹痛，或因外感五邪，内伤六淫，或瘀血壅滞所致，当审其因而治之"，并首次提出"儿枕腹痛"之名。由此可见，至宋代，已十分重视血瘀寒凝是产后腹痛的主要病因病机。明代《医学入门》指出："产后腹痛，除瘀血外，更有气虚血虚之不同。"《景岳全书·妇人规》论产后腹痛"最当辨查虚实""血有留瘀而痛者，实痛也；无血而痛者，虚痛也"，并告诫不可妄用推逐等剂。这些辨证及治则，确立了诊治产后腹痛的规范。清代《傅青主女科》论产后腹痛责之由血虚、血瘀所致，创散结定痛汤、肠宁汤、加减生化汤治之。历代医家对产后腹痛的病因病机探讨和辨证治疗所积累的丰富理论和经验，至今仍指导着临床实践。

【病因病机】

本病主要病机是气血运行不畅，不荣则痛或不通则痛。产后腹痛的发生与新产后子宫缩复及产妇身体状态密切相关。妊娠期，子宫藏而不泻，蓄藏精血，濡养胎儿，随着胎体逐渐增大，子宫渐蓄至极。分娩后，胎儿、胎衣次第俱下，子宫由藏而泻，并由膨满顿呈空虚状态，加之子宫缩复排出余血浊液，子宫在此一藏一泻过程中，气血变化急剧，若产妇体健，多可适应。若产妇素体气血虚弱，或产时失血过多，或产后调摄失当，而致血虚，冲任、胞脉失于濡养，不荣则痛；或子宫余血浊液，因寒致瘀，或气滞血瘀，或胞衣、胎盘残留，冲任、胞脉阻滞，不通则痛。常见的病因为气血两虚、瘀滞子宫。

1. 气血两虚 素体虚弱，气血不足，复因产时、产后失血过多，因产重虚，冲任血虚，胞脉失养；或血少气弱，运行无力，血行迟滞，不荣则痛。《沈氏女科辑要笺正》云："失血太多，则气亦虚馁，滞而为痛。"

2. **瘀滞子宫**　产后元气亏损，血室正开，起居不慎，感受寒邪，血为寒凝；或胎盘、胎膜滞留子宫；或情志不畅，肝气郁结，疏泄失常，气滞则血瘀；瘀血内停，阻滞冲任、子宫，不通则痛。《万氏女科》云："腹中有块，上下时动，痛不可忍，此由产前聚血，产后气虚，恶露未尽，新血与故血相搏而痛，俗谓之儿枕痛。"

【诊断】

1. **病史**　素体虚弱，产时产后失血过多，或情志不遂，或有当风感寒史。

2. **临床表现**　新产后至产褥期内出现小腹部阵发性剧烈疼痛，或小腹隐隐作痛，多日不解，不伴寒热，常伴有恶露量少，色紫暗有块，排出不畅；或恶露量少，色淡红。

3. **检查**

（1）腹部触诊：腹痛时，下腹部可触及子宫呈球状硬块，或腹部柔软，无块。

（2）辅助检查：实验室检查多无异常。B超提示宫腔可正常或有少量胎盘、胎膜残留。若合并感染，可见粘连带。

【鉴别诊断】

1. **产后伤食腹痛**　多有伤食史，痛在脘腹，常伴有胃脘满闷，嗳腐吞酸，呕吐腹泻，大便秽臭，舌苔垢腻等，而恶露无异常改变。

2. **产褥感染腹痛**　小腹疼痛剧烈，持续不减且拒按，伴有发热恶寒或高热寒战，恶露时多时少，色紫暗如败酱，气臭秽。舌质红，苔黄腻，脉弦数或洪数。血常规、分泌物培养、妇科检查、B型超声检测所获相应阳性资料，可资鉴别（参产后发热）。

3. **产后痢疾**　可有产后腹痛窘迫症状，里急后重，大便呈赤白脓血样，大便常规检查可见多量红细胞、白细胞。

【辨证论治】

产后腹痛辨证以腹痛的性质，恶露的量、色、质、气味的变化为主，结合兼症、舌脉辨其虚实。若小腹隐痛，喜揉按，按之痛减，恶露量少，色淡质稀，伴头晕眼花，心悸怔忡，舌淡，脉虚细者，多属血虚；若小腹胀痛，拒按，或冷痛喜温，得热痛减，恶露量少或不下，色紫暗有块，四肢不温，舌质暗，脉沉紧或弦涩者，多属血瘀。

本病治疗以补虚化瘀，调畅气血为主。虚者补而调之，实者通而调之，促使气充血畅，胞脉流通则腹痛自除。临证时，根据产后多虚多瘀的特点，用药勿过于滋腻，亦勿过于攻逐，使胞脉血足气充濡养子宫，气血畅行，恶露排出，子宫缩复正常，则腹痛自除。若经检查，确有胎盘、胎膜残留者，可以针对性选择外调与内服同步治疗。

1. 气血两虚证

主要证候：产后小腹隐隐作痛，数日不止，喜按喜揉，恶露量少，色淡红，质稀无块；面色苍白，头晕眼花，心悸怔忡，大便干结；舌质淡，苔薄白，脉细弱。

证候分析：冲为血海，任主胞胎。素体气血不足，因产耗气伤血，冲任血虚，子宫失养，不通则痛，或血少气弱，运行无力，血行迟涩，故小腹隐痛，喜揉按；营血亏虚，冲任血少，则恶露量少，色淡无块；血虚津亏，肠道失于濡养，故大便干结；面色苍白、头晕眼花、心悸怔忡、舌淡脉细弱均为血虚之征。

治法：补血益气，缓急止痛。

方药：肠宁汤（《傅青主女科》）。

肠宁汤组成：当归、熟地黄、阿胶、人参、山药、续断、麦冬、肉桂、甘草。

原方治产后血虚肠燥之少腹疼。方中当归、阿胶养血滋阴为君；熟地黄、麦冬滋阴润燥为臣；人参、山药、甘草益气健脾和中，续断补肾养肝，为佐；肉桂温通血脉为使。全方共奏养血益阴、补气生津之效。血旺则子宫得以濡养，气旺则帅血以行，气通血荣，腹痛自除。

若血虚津亏便秘较重者，去肉桂，加肉苁蓉、火麻仁润肠滋液通便。若腹痛兼有下坠感，为血虚兼气不足，加黄芪、白术益气升提。若腹痛喜热熨者，加吴茱萸、艾叶、小茴香、炮姜温阳行气暖宫止痛。

2. 瘀滞子宫证

主要证候：产后小腹疼痛，拒按，得热痛缓；恶露量少，涩滞不畅，色紫暗有块，块下痛减；面色青白，四肢不温，或伴胸胁胀痛；舌质紫暗，脉沉紧或弦涩。

证候分析：产后百脉空虚，血室正开，寒邪乘虚入侵，寒凝血瘀，或胎盘、胎衣残留，或情志所伤，肝气郁滞，血行不畅，瘀滞冲任，胞脉不通，瘀血停留子宫，故小腹疼痛拒按；血得热则畅行，凝滞稍通，故得热痛减；血行不畅，气滞血瘀，恶露当下不下，故恶露量少，色紫暗有块，涩滞不畅；血块排出瘀滞缓解，故腹痛暂缓；面色青白，四肢不温，或伴胸胁胀痛，舌质紫暗、脉沉紧或弦涩为寒凝或气滞血瘀，瘀滞子宫之征。

治法：活血化瘀，温经止痛。

方药：生化汤（方见产后发热）。

全方养血温中，祛瘀止痛，补虚化瘀，寓攻于补之中，化瘀血，生新血，血行流畅，通则不痛。

若小腹冷痛、绞痛较甚者，酌加小茴香、吴茱萸以增温经散寒之功。若瘀滞较甚，恶露血块多，块出痛减，加五灵脂、炒蒲黄、延胡索增强化瘀止痛之效。若小腹胀痛，加香附、乌药、枳壳理气行滞。伴胸胁胀痛者，加郁金、柴胡疏肝理气止痛。伴气短乏力、神疲肢倦者，加黄芪、党参益气补虚。

对于瘀阻子宫所致产后腹痛，可借助 B 超观察是否有胎盘、胎衣残留，若有胎盘、胎衣残留，伴血性恶露延长，或出血量多，或量少而腹痛剧烈，服上方未效者，可以针对性选择外调与内服同步治疗。

【转归与预后】

产后腹痛为产后常见病，经积极治疗后大多能痊愈。若失治误治，瘀血日久而成瘀热；或瘀血不去，新血不生，血不归经致产后恶露淋沥不尽，应引起重视。

【预防与调摄】

产后腹痛多见于经产妇，故应做好计划生育工作。产妇在产后应消除恐惧与精神紧张，注意保暖，切忌饮冷受寒，同时密切观察子宫缩复情况，注意子宫底高度及恶露变化。如疑有胎盘、胎衣残留，应及时检查处理。

第五节 产后大便难

产后大便秘结难以排出，称为产后大便难，是新产三病之一。新产后产妇产伤，而致粪便在肠内滞留过久，秘结不通，排便周期延长，或周期不长，但粪质干结，排出艰难，或粪质不硬，虽有便意，但便而不畅。

《内经》认为大小便的病变与肾的关系密切。如《素问·金匮真言论》说："北方色黑，入通于肾，开窍于二阴。"《伤寒杂病论》则提出便秘当从阴阳分类，如《伤寒论·辨脉法》提出："其脉浮而数，能食，不大便者，此为实，名曰阳结也……其脉沉而迟，不能食，身体重，大便反硬，名曰阴结也。"将本病分为阳结与阴结两类。金元时期张元素首倡实秘、虚秘之别，《医学启源·六气方治》说："凡治脏腑之秘，不可一概论治，有虚秘，有实秘。有胃实而秘者，能饮食，小便赤。有胃虚而秘者，不能饮食，小便清利。"

【病因病机】

产后大便难是因新产后产妇产伤，气血两亏，气虚则大肠传送无力，血虚则津枯肠道失润，营血津液不足，以致血枯肠燥，导致大便干结，便下困难。故常见的病因病机有气虚肠结、血虚肠枯。

1.**气虚肠结**　素体气虚，或产时耗气太过，以致气虚推动乏力，大肠传导不利，发而为病。

2.**血虚肠枯**　产时亡血伤津，营阴骤虚，肠道失于濡润；或营阴亏耗，虚热内生，灼伤阴津，肠燥便难，发而为病。

【诊断】

1.**病史**　多有产程过长，手术助产，会阴侧切，产时产后失血过多等病史。

2.**临床表现**　新产后，产妇发生两次排便时间间隔 3 天以上，大便粪质干结，排出艰难，或欲大便而艰涩不畅，常伴有腹胀、腹痛及口臭等症。

3.**检查**

（1）腹部检查：左下腹触处有结块，偶有触痛。

（2）辅助检查：大便常规检查多无异常。

【鉴别诊断】

肠结　本病与肠结皆为大便秘结不通。但肠结多为急病，因大肠通降受阻所致，表现为腹部疼痛拒按，大便完全不通，且无矢气和肠鸣音，产后大便难多为产后气血亏虚，血枯肠燥，因大肠传导失常所致，表现为腹部胀满，大便干结艰行，可有矢气和肠鸣音。

【辨证论治】

产后大便难多因产后失血伤津，津亏液少，肠道失于濡养，导致产后大便数日不解、干燥、艰涩难下，腹无胀痛，本病临床以血虚津亏为多见，亦有阴虚内热和气虚传导无力之证。治疗时或养血增液，或滋阴润燥，或益气通便，或润燥导便。不宜妄行苦寒通下，更伤阴液和中气。

1. 气虚肠结证

主要证候： 产后大便艰涩，数日不下，大便并不干硬，虽有便意，但排便困难，用力努挣则汗出短气，便后乏力，面白神疲，肢倦懒言，舌淡苔白，脉弱。

证候分析： 素体气虚或产时失血耗气，肺脾之气亦虚，则大便传导无力，便下无力，使排便时间延长，形成便秘；气虚则表卫不固，易汗出；气虚中阳不振，故便后乏力，面白神疲，肢倦懒言；舌淡苔白，脉弱，皆为气虚血亏之征。

治法： 益气养血，润肠通便。

方药： 圣愈汤（《医宗金鉴》）加蜂蜜、杏仁、郁李仁。

圣愈汤组成： 熟地黄、白芍、川芎、人参、当归、黄芪。

方中人参、黄芪补中益气；四物汤养血润燥；蜂蜜、郁李仁润肠通便；杏仁宣肺润肠。若见自汗者，加浮小麦。

2. 血虚肠枯证

主要证候： 产后大便干结，数日不行，或解便时艰涩难下，面色萎黄，口干舌燥，皮肤不润，脉弦而涩。

证候分析： 产时失血伤津，导致阴亏血少，血虚则大肠不荣，阴亏则大肠干涩；血虚液燥，肠失濡润，故大便干结，便下困难，而成便秘。

治法： 养血增液，润肠通便。

方药： 四物汤（《太平惠民和剂局方》）合增液汤（《温病条辨》）加生首乌、肉苁蓉、柏子仁、火麻仁。

四物汤组成： 当归、川芎、白芍、熟地黄。

增液汤组成： 玄参、麦冬、生地黄。

四物汤养血润燥；增液汤生津增液；生首乌、肉苁蓉、柏子仁、火麻仁滋阴补精，润肠通便。若内热较甚者，酌加大黄、枳壳以泻热通便。

第六节　产后小便不通

新产后产妇发生排尿困难，小便点滴而下，甚则闭塞不通，小腹胀急疼痛者，称"产后小便不通"，又称"产后癃闭"。多发生于产后3日内，亦可发生在产褥期中，以初产妇、滞产及手术产后多见，为产后常见病。本病相当于西医学产后尿潴留。

产后小便不通，始见于隋代《诸病源候论·产后小便不通候》，指出小便不通是由因产动气，胞转屈辟及津液竭燥，胞内热结所致，且两者有小腹胀急或不甚胀急之别。宋代《妇人大全良方》用木通散治产后小便不通。明代薛己在校注《妇人大全良方》录载通气散以治之。《万氏女科》指出："又有恶露不来，败血停滞，闭塞水渎，小便不通……加味五苓散主之。"综上所述，从《诸病源候论》至《万氏女科》，对产后小便不通的病因病机有了深入的认识，指出因产动气、气虚下陷、津液竭燥、败血停滞、热邪夹瘀等皆能导致产后小便不通。同时，提出补气温阳、滋肾养阴、活血化瘀、清热利湿等以通利小便为主的治法。

【病因病机】

产后小便不通的主要病机是膀胱气化失司。《素问·灵兰秘典论》云："膀胱者，州都之官，津液藏焉，气化则能出矣。"尿液的正常排出，有赖于膀胱的气化，而膀胱的气化功能，又与肺、脾、肾三脏密切相关。因肺主气，通调水道，下输膀胱；脾主运化，转输水液；肾主水，司二便，与膀胱互为表里。若肺脾气虚，肾阳不足，或瘀血阻滞，可导致膀胱气化失常，发为小便不通。故常见的病因有气虚、肾虚和血瘀。

1. 气虚　素体虚弱，肺脾之气不足，复因产时耗气伤血，或新产后忧思劳累过度，以致肺脾之气亦虚，上虚不能制下，无力通调水道，转输水液，膀胱气化不利，故产后小便更不通。

2. 肾虚　先天禀赋不足，复因产时劳伤肾气，肾阳不足，不能温煦膀胱，气化不及，水液内停，致小便不通。若素体肾阴不足，产时耗血伤津，阴虚更甚，津液枯竭，虚热移于膀胱，令州都气化失常，亦致溺不得出。

3. 血瘀 产程过长，滞产逼胯，膀胱受压过久，气血运行不畅，瘀血阻滞，膀胱气化不利而致小便不通。若瘀久化热，瘀热互结，影响膀胱气化亦可致小便不通。

【诊断】

1. 病史 多有产程过长，手术助产，会阴侧切，产时产后失血过多等病史。

2. 临床表现 新产后，尤以产后6～8小时后或产褥期中，产妇发生排尿困难，小便点滴而下，甚则癃闭不通，小腹胀急疼痛，脉缓弱或沉细无力或涩。

3. 检查

（1）腹部检查：下腹部膨隆，膀胱充盈，可有触痛。

（2）辅助检查：尿常规检查多无异常。

【鉴别诊断】

产后小便淋痛 两者均为产后排尿困难。产后小便淋痛以小便频急涩痛，欲出未尽为特征，或伴有恶寒发热，尿常规检查可见红细胞、白细胞；产后小便不通与小便闭塞不通或点滴而下，但又无尿痛为特征，尿常规检查无异常。

【辨证论治】

产后小便不通的辨证重在全身症状及舌、脉以别虚实。小便点滴而下者，注意小便的色、质。产后小便不通，小腹胀急疼痛，若小便清白，伴见精神疲惫，语音低弱，舌质淡，苔薄白，脉缓弱者，多属气虚；小便清白，伴见面色晦暗，腰膝酸软，舌质淡，苔薄白，脉沉细无力者，多属肾阳虚；若小便黄热，量少，头晕耳鸣，手足心热，舌红，少苔，脉细数，为肾阴亏损；若小便正常，有产伤史，舌正常，脉涩者，为血瘀；若小便黄赤或混浊，炽热口渴，舌质红，苔薄黄，脉数者，大多由瘀久化热，瘀热蕴结所致。

治疗产后小便不通，应以"通利小便"为主。虚者宜补气温阳，化气行水以助膀胱气化复常，或滋肾养阴，通利小便。实者应活血化瘀、理气行水以利膀胱气化。因病在产后，不可滥用通利小便之品。临证还应注意产后耗气伤津之特点，酌情选用补气与养阴之品，以防邪去正伤。

1. 气虚证

主要证候：产后小便不通，小腹胀急疼痛，或小便清白，点滴而下，倦怠乏力，少气懒言，语音低微，面色少华，舌质淡，苔薄白，脉缓弱。

证候分析：素体气虚或产时失血耗气，或新产忧思劳累过度，肺脾之气亦虚，无力通调水道，转输水液，水液停滞脬中，膀胱气化不利，故小便不通，小腹胀急疼痛或小便清白，点滴而下；气虚中阳不振，故倦怠乏力，少气懒言，语音低微；产后气虚血亦亏，不能上荣于面，则面色少华；舌淡，苔薄白，脉缓弱，皆为气虚血亏之征。

治法：补气升清，化气行水。

方药：补中益气汤（《脾胃论》）加桔梗、茯苓、通草。

补中益气汤组成：人参、黄芪、甘草、当归、陈皮、升麻、柴胡、白术。

补中益气，使膀胱得以气化。加桔梗、茯苓、通草以增益气通溺之效。

2. 肾虚证

主要证候：产后小便不通，小腹胀急疼痛，或小便色白而清，点滴而下，面色晦暗，腰膝酸软，舌质淡，苔白，脉沉细无力。

证候分析：肾虚膀胱气化不利，故小便不通，小腹胀满而痛，或小便色白而清，点滴而下；面色晦暗、腰膝酸软、舌质淡、苔白、脉沉细均为肾虚之象。

治法：温补肾阳，化气行水。

方药：济生肾气丸（《济生方》）。

济生肾气丸组成：熟地黄、山药、山茱萸、牡丹皮、茯苓、桂枝、泽泻、附子、牛膝、车前子。

原方治肾虚腰重，脚肿，小便不利。方中肾气丸温补肾阳，加牛膝补肝肾、强腰膝，车前子利水通溺。

若腰膝酸软较甚者加杜仲、续断、巴戟天，补肾强腰。若头晕耳鸣者，加当归、鹿角胶、菟丝子，补肾益精养血。若产后小便量少，尿黄灼热，小腹不甚胀痛，伴头晕耳鸣，手足心热，舌质红，少苔，脉细数，此乃肾阴亏损，而膀胱气化受阻所致。治宜滋肾养阴，泻火利尿，方用滋肾通关丸（《兰室秘藏》）。

滋肾通天丸组成：黄柏、知母、肉桂。

3. 血瘀证

主要证候：产程不顺，产时损伤膀胱，产后小便不通或点滴而下，尿色略混浊带血丝，小腹胀急疼痛，舌正常或暗，脉涩。

证候分析：产程过长，滞产逼胞，膀胱受压过久，气血运行受阻，瘀血阻滞，膀胱气化不利，水液停留膀胱，故小便不通，小腹胀急疼痛；脉涩为瘀血阻滞之征。

治法：活血化瘀，行气利水。

方药：加味四物汤（《医宗金鉴》）。

加味四物汤组成：熟地黄、川芎、白芍、当归、蒲黄、瞿麦、桃仁、牛膝、滑石、甘草梢、木香、木通。

原方治产后热邪夹瘀血流渗胞中，令小便淋闭。当归、川芎养血活血，熟地黄、白芍养血缓急止痛，蒲黄、桃仁、牛膝活血祛瘀，木香宣通气机，瞿麦、滑石、木通、甘草梢通利小便。全方共奏活血化瘀、行气利水之效。

【转归与预后】

本病经及时治疗后，大多可以治愈。若延治，膀胱过度膨胀可致破裂，或肌肉失去张力而难以恢复，膀胱积尿过久，易感染邪毒致产后尿淋，严重影响产妇生活及产褥期恢复。

【预防与调摄】

产后应鼓励产妇尽早自解小便，产后 4 小时即让产妇排尿，排尿困难者，应消除产妇紧张怕痛心理，多饮水，鼓励产妇坐起排尿；可用温开水冲洗外阴及尿道口周围诱导排尿；下腹部按摩或放置热水袋，刺激膀胱肌肉收缩。注意产褥期卫生，避免外邪入胞加重本病或变生他证。

第七节　产后小便淋痛

产后出现尿频、尿急、淋沥涩痛等症状称"产后小便淋痛"，又称"产后淋""产后溺淋"。本病可与西医学的产褥期泌尿系感染互参。

早在隋代《诸病源候论·产后淋候》中就有"产后淋"的记载，指出本病因产体虚、热邪乘虚侵袭膀胱所致，并明确提出本病以肾虚为本，病位在膀胱。唐代《经效产宝》根据"产后多虚"的病机特点，认为本病由"产后患淋，因虚损后有热气客于脬中"所致。宋代《三因极一病证方论》指出："诸治产前后淋闭，其法不同，产前当安胎，产后当去血……瞿麦、蒲黄最为产后要药。"

【病因病机】

产后小便淋痛的主要病机是膀胱气化失司，水道不利。肾与膀胱相表里，肾阴亏虚，阴虚火旺，热灼膀胱，或湿热客于脬中，热迫膀胱，或肝郁化热，移热膀胱，膀胱气化不利致小便淋沥涩痛。《妇人大全良方》云："产后诸淋，因热客于脬，虚则频数，热则涩痛。"故本病多热，常见的病因有湿热蕴结、肾阴亏虚、肝经郁热。

1. **湿热蕴结**　产后血室正开，若多次导尿消毒不严，或摄生不慎，外阴不洁，湿热之邪乘虚入侵膀胱或过食辛热肥甘厚味之品，酿成湿热，或脾虚湿盛，积湿生热，湿热流注膀胱，膀胱气化不利致小便淋痛。

2. **肾阴亏虚**　素体虚弱，复因产时产后失血伤阴，肾阴亏虚，阴虚火旺，热灼膀胱，气化不利，致小便淋痛。

3. **肝经郁热**　素体肝旺，复因产后失血伤阴，肝失所养，或产后情志所伤，肝郁气滞，郁而化火，气火郁于下焦，移热膀胱，气化失司，致小便淋痛。

【诊断】

1. **病史**　多有产后尿潴留，多次导尿，外阴伤口愈合不良，分娩或产后失血或七情所伤史。

2. **临床表现**　产后出现尿频、尿急、淋沥涩痛等主要临床表现。尿频，即小便次数多，但尿量少，甚则点滴即解；尿急，有尿意即欲解；淋沥，即尿意不尽，总有尿解不完之感；涩痛，则指排尿不畅及尿时感尿道口疼痛。但尿频、尿急、小便淋沥与涩痛必须同时存在，方可诊断为产后小便淋痛。

3. **辅助检查**

（1）妇科检查：可见外阴伤口愈合不良，尿道口、阴道口充血。

（2）辅助检查：尿常规检查可见白细胞，甚则红细胞。尿细菌培养可见致病菌。

【鉴别诊断】

1. 产后小便不通　见产后小便不通。

2. 尿血　以小便出血、尿色红赤为特点，多无尿痛感。产后小便淋痛则以尿意频急、淋沥涩痛为主，偶见尿色红赤。但一般以痛者为产后小便淋痛，不痛者为尿血。

3. 尿浊　产后小便混浊，色白如泔浆，但排尿时无疼痛滞涩感，可资鉴别。

【辨证论治】

产后小便淋痛以尿频、尿急、淋沥涩痛为主要症状。病位在膀胱，病性为热，故临床辨证主要根据全身症状和舌脉以分虚实。若产后小便短涩、淋沥灼痛，伴口渴心烦，舌红，苔黄腻，脉滑数者，多属湿热蕴结；伴腰酸痛、手足心热、头晕耳鸣，舌红少苔，脉细数者，多属肾阴亏虚；若小腹胀满，情志抑郁，或心烦易怒，脉弦者，属肝经郁热。

本病以热证、实证居多，治疗以清热通淋为主，根据虚实的不同，实则清利，虚则补益。尚须注意产后多虚多瘀的特点，清热不可过于苦寒，除湿不宜过于通利，补虚不忘化瘀，免犯虚虚实实之戒。

1. 湿热蕴结证

主要证候：产时不顺，产后突感小便短涩，淋沥灼痛，尿黄赤或混浊，口渴不欲饮，心烦，舌红，苔黄腻，脉滑数。

证候分析：产后血室正开，胞脉空虚，若多次导尿消毒不严，摄生不慎，外阴不洁，感染湿热之邪，或脾虚湿盛，积湿生热，湿热下注，膀胱气化失司，水道不利，致小便淋痛，尿黄赤或混浊，湿热熏蒸则口渴、心烦，舌红，苔黄腻、脉滑数均为湿热内蕴之征。

治法：清热利湿通淋。

方药：加味五淋散（《医宗金鉴·妇科心法要诀》）加益母草。

加味五淋散组成：焦栀子、赤茯苓、当归、白芍、黄芩、甘草、生地黄、泽泻、车前子、滑石、木通。

原方主治孕妇小便频数窘涩，点滴疼痛。方中车前子、木通、滑石利水通淋为君；焦栀子、黄芩、赤茯苓、泽泻清热利水、渗湿通淋为臣；当归、生地黄、白芍滋阴养血以补其虚，使祛邪不伤正为佐；甘草调和诸药、缓急止痛为使；加益母草以增清热利水、化瘀通淋之功。全方共奏清热除湿、利尿通淋之效。

若热伤胞络，尿色红赤者，加白茅根、小蓟、地榆、益母草、墨旱莲清热利尿止血；小便混浊者加萆薢、石菖蒲分清别浊；口渴引饮，舌红少津者加知母、天花粉、石斛以养阴生津。

2. 肾阴亏虚证

主要证候：产后小便频数，淋沥不爽，尿道灼热疼痛，尿少色深黄，伴腰酸膝软，头晕耳鸣，手足心热，舌红，苔少，脉细数。

证候分析：素体肾阴不足，复因分娩失血伤阴，肾阴愈亏，阴虚火旺，移热膀胱，气化失常致小便频数，热灼津液，水道不利，故淋沥不爽，尿道灼热疼痛，尿少色深黄；腰酸膝软、头晕耳鸣、手足心热、舌红、苔少、脉细数均为肾阴亏虚，阴虚火旺之征。

治法：滋肾养阴通淋。

方药：化阴煎（《景岳全书》）。

化阴煎组成：生地黄、熟地黄、牛膝、猪苓、泽泻、黄柏、知母、绿豆、龙胆、车前子。

原方治水亏阴涸，阳火有余之小便癃闭，淋沥疼痛等证。方中生地黄、熟地黄滋阴补肾、壮水制火为君；知母、黄柏苦寒降火、平其阳亢以清其源为臣；猪苓、泽泻、车前子、绿豆、龙胆清热利湿通淋为佐；牛膝补肾引热下行为使。全方共奏滋阴降火、除湿通淋之效。

若虚火内盛，潮热明显者，加地骨皮、白薇、玄参滋阴清热。尿中带血者加白茅根、小蓟、女贞子、墨旱莲清热凉血止血。头晕耳鸣、心烦少寐者加枸杞子、白芍、酸枣仁滋肾养血，交通心肾。

3. 肝经郁热证

主要证候：产后小便艰涩而痛，余沥不尽，尿色红赤，情志抑郁或心烦易怒，小腹胀满，甚或两胁胀痛，口苦而干，大便干结。舌红，苔黄，脉弦数。

证候分析：素体肝旺，复因产后失血伤阴，肝失所养，或产后情志所伤，肝郁气滞，郁而化火，气火郁于下焦，热移膀胱，气化失司，而致小便淋痛；热灼津液故尿色红赤；经气不舒则情志抑郁。心烦易怒，小腹胀满，甚则两胁胀痛，口苦而干，大便干结，舌红，苔黄、脉弦数均为肝郁气滞、郁而化火之征。

治法：疏肝清热通淋。

方药：沉香散（《医宗必读·淋证》）。

沉香散组成：沉香、石韦、滑石、当归、王不留行、瞿麦、赤芍、白术、冬葵子、炙甘草。

原方主治气淋脐下妨闷，小便大痛。方中沉香理气行滞为君；石韦、滑石、瞿麦、冬葵子行水通淋为臣；当归、赤芍、王不留行养血化瘀，白术健脾行水，为佐；甘草缓急止痛，调和诸药为使。全方共奏行气化瘀、利水通淋之效。

【转归与预后】

本病预后与证型和病情的轻重有关，一般初起证轻，多易治愈，但少数病重者，可热入营血，出现高热等证，日久不愈或反复发作，可致脾肾两虚，或虚实夹杂证候。

【预防与调摄】

注意孕期与产褥期卫生，保持外阴清洁，预防感染湿热之邪。积极治疗产后小便不通，若确需导尿，必须严格无菌操作。鼓励产妇多喝水，饮食宜清淡，忌食肥甘辛辣之品。禁房事，注意休息，保持心情舒畅。

第八节　产后身痛

产妇在产褥期内，出现肢体或关节酸楚、疼痛、麻木、重着者，称为"产后身痛"。又称"产后遍身疼痛""产后关节痛""产后痹证""产后痛风"，俗称"产后风"。西医学产褥期中因风湿、类风湿引起的关节痛、产后坐骨神经痛、多发性肌炎、产后血栓性静脉炎出现类似症状者，可与本病互参。

对本病的论述，最早见于唐代《经效产宝·产后中风方论》，指出其因"产伤动血气，风邪乘之"所致，并列方治。产后身痛首见于宋代《当归堂医丛·产育宝庆集》，云"产后遍身疼痛"，指出本病的病因为气弱血滞，立"趁痛散"以疗之。明代《校注妇人良方·产后遍身疼痛方论》在前人基础上补充了"血瘀滞"与"血虚"之不同，并指出："血瘀者宜补而散之，血虚者宜补而养之。"总之，产后身痛的病因虽不同，但历代医家都强调因产失血多虚为发病之根本，故论治亦提出以养血为主。这一理论至今仍为临床医生所遵循。

【病因病机】

本病的发病机理，主要是产后营血亏虚，经脉失养或风寒湿邪乘虚而入，稽留关节、经络所致。产后身痛的发生，与产褥期的生理密切相关，产后气血虚弱，或产后发热后虚损未复，四肢百骸及经脉失养；或产后气血不足，元气亏损，风、寒、湿邪乘虚而入侵机体，使气血凝滞，经络阻滞或经络失养；或产时耗伤肾气皆可致产后身痛。常见病因有血虚、风寒、血瘀、肾虚。

1. 血虚　素体血虚，产时产后失血过多，或产后虚损未复，阴血亏虚，四肢百骸空虚，经脉关节失于濡养，致肢体酸楚、麻木、疼痛。

2. 风寒　产后百脉空虚，营卫失调，腠理不密，若起居不慎，风寒湿邪乘虚而入，稽留关节、肢体，使气血运行不畅，瘀阻经络而痛。此即《内经》所云："风寒湿三气杂至，合而为痹也。"

3. 血瘀　产后余血未净，流滞经脉，或因难产手术，伤气动血，或因感受寒热，寒凝或热灼致瘀，瘀阻经脉、关节，发为疼痛。

4. 肾虚　素体肾虚，复因产伤动肾气，耗伤精血，腰为肾之府，膝属肾，足跟为肾经所过，肾之精气血亏虚，失于濡养，故腰膝疼痛，腿脚乏力或足跟痛。

【诊断】

1. 病史　产时产后失血过多，产褥期起居不慎，当风感寒，居住环境潮湿阴冷。

2. 临床表现　产褥期间出现肢体关节酸楚、疼痛、麻木、重着、畏寒恶风，关节活动不利，甚者关节肿胀。本病多突发，常见于冬春严寒季节分娩者。

3. 检查

（1）体征：关节活动不利，或关节肿胀。病久不愈者可见肌肉萎缩，关节变形。

（2）辅助检查：抗"O"、血沉均正常。如有必要，可进一步做血气分析、血钙、类风湿因子、X线摄片等检查。

【鉴别诊断】

1. 痹证　本病外感风寒型与痹证的发病机理相近，临床表现也相类似，二者病位都在肢体关节。但本病只发生在产褥期，与产褥生理有关，痹证则任何时候均可发病。若产后身痛日久不愈，迁延至产褥期后，则不属本病，当属痹证论治。

2. 痿证　二者症状均表现在肢体关节。产后身痛以肢体、关节疼痛、重着、屈伸不利为特点，有时亦兼麻木不仁或肿胀，但无瘫痪的表现，痿证则以肢体痿弱不用、肌肉瘦削为特点，肢体关节一般不痛。

【辨证论治】

本病辨证首以疼痛的部位、性质为主要依据，结合兼症与舌脉。若肢体关节酸楚疼痛，麻木，伴面色萎黄，头晕心悸，舌淡，脉细弱，属血虚；若肢体关节肿胀，麻木，重着，疼痛剧烈，宛如针刺，屈伸不利或痛无定处，或遇热则舒，伴恶寒畏风，舌苔薄白，脉濡细，属外感风寒；若疼痛较重，痛有定处，麻木，发硬，重着，屈伸不利，伴恶露量少，舌暗，苔白，脉弦涩，属血瘀；若产后腰酸，足跟疼痛，伴头晕耳鸣，舌淡暗，脉沉细弦，属肾虚。

本病以内伤气血为主，而兼风寒湿瘀，临床表现往往本虚标实，治疗当以养血益气补肾为主，兼活血通络祛风止痛。养血之中，应佐以理气通络之品以标本同治；祛邪之时，当配养血补虚之药以助祛邪而不伤正。本病与一般痹证不同，因产后气血俱虚，虽夹外感，也应以调理气血为主。《沈氏女科辑要笺正》云："此证多血虚，宜滋养，或有风寒湿三气杂至之痹，则养血为主，稍参宣络，不可峻投风药。"

1. 血虚证

主要证候：产后遍身关节酸楚、疼痛，肢体麻木；面色萎黄，头晕心悸；舌淡苔薄，脉细弱。

证候分析：素体气血虚弱，产时产后失血过多，百骸空虚，血虚经脉失养，则遍身关节酸楚、疼痛，肢体麻木；血虚不能上荣于面，则面色萎黄，头晕心悸；舌淡苔薄、脉细弱均为血虚之征。

治法：养血益气，温经通络。

方药：黄芪桂枝五物汤（《金匮要略》）加当归、秦艽、丹参、鸡血藤。

黄芪桂枝五物汤组成：黄芪、芍药、桂枝、生姜、大枣。

原方主治血痹。方中黄芪益气固表为君；桂枝、芍药温经通络、调和营卫为臣；当归、鸡血藤、秦艽、丹参以增养血通络之功为佐；生姜、大枣和营卫，调诸药为使。全方共奏益气养血、温经通络之效。

2. 风寒证

主要证候：产后肢体关节疼痛，屈伸不利，或痛无定处，或冷痛剧烈，宛如针刺，得热则舒，或关节肿胀，麻木，重着，伴恶寒怕风，舌淡苔薄白，脉濡细。

证候分析：产后元气虚损，气血不足，卫阳不固，腠理不密，起居不慎，风寒湿邪乘虚而入，留滞经络关节，气血受阻，痹阻不通故肢体关节疼痛，屈伸不利。若风邪偏盛，则痛无定处；寒邪独盛，疼痛剧烈，宛如针刺，血得热行，故得热则舒；湿邪偏盛，则关节肿胀，麻木重着。恶寒怕风，舌淡苔薄白，脉濡细乃产后气血虚弱，兼有风寒之征。

治法：养血祛风，散寒除湿。

方药：独活寄生汤（《备急千金要方》）。

独活寄生汤组成：独活、桑寄生、秦艽、防风、细辛、当归、川芎、干地黄、杜仲、牛膝、人参、茯苓、甘草、桂心、芍药。

原方主治腰背痛。肾气虚弱感风寒湿所致腰痛脚痹。方中独活祛风散寒、除湿止痛为君；秦艽、防风祛风胜湿，细辛、桂心温经透络散寒，为臣；桑寄生、杜仲、牛膝补肝肾，当归、芍药、川芎、地黄养血和血，人参、茯苓、甘草补气健脾，功在扶正，共为佐使。全方祛风散寒除湿以祛邪，补气血，益肝肾以扶正，共奏扶正祛邪之效。

3. 血瘀证

主要证候：产后身痛，尤见下肢疼痛、麻木、发硬、重着、肿胀明显，屈伸不利，小腿压痛；恶露量少，色紫暗夹血块，小腹疼痛，拒按；舌暗，苔白，脉弦涩。

证候分析：产后多瘀，瘀阻经脉，关节失荣，故四肢关节疼痛、麻木、发硬、重着、屈伸不利，瘀血停滞皮肉之间，故肿胀明显。瘀阻胞宫，故恶露量少，色紫暗夹血块，小腹疼痛。舌暗、苔白、脉弦涩均为瘀血之征。

治法：养血活血，化瘀祛湿。

方药：身痛逐瘀汤（《医林改错》）加毛冬青、忍冬藤、益母草、木瓜。

身痛逐瘀汤组成：秦艽、川芎、桃仁、红花、甘草、羌活、没药、当归、五灵脂、香附、牛膝、地龙。

原方主治寒凝血瘀之痹证。方中当归、川芎、白芍养血和血为君；桃仁、红花、五灵脂、毛冬青、没药、益母草活血逐瘀为臣；香附行气，使气行则血行，秦艽、羌活、忍冬藤、木瓜、地龙祛风胜湿，通络止痛，牛膝破血行瘀强筋壮骨，为佐；甘草调和诸药为使，全方共奏养血活血、化瘀祛湿之功。

4. 肾虚证

主要证候：产后腰膝、足跟疼痛，艰于俯仰，头晕耳鸣，夜尿多，舌淡暗，脉沉细弦。

证候分析：腰为肾之外府，膝属肾，足跟为肾经所过，素体肾虚，因产伤损肾气，耗伤精血，肾之精血亏虚，失于濡养，故腰膝、足跟疼痛；头晕耳鸣、夜尿多、舌淡暗、脉沉细弦均为肾气亏损、精血亏虚之征。

治法：补肾养血，强腰壮骨。

方药：养荣壮肾汤（《叶氏女科证治》）加秦艽、熟地黄。

养荣壮肾汤组成：当归、川芎、独活、肉桂、川续断、杜仲、桑寄生、防风、生姜。

方中桑寄生、川续断、杜仲补肾强腰壮筋骨为君；当归、川芎养血活血，加熟地黄滋肾填精补血为臣；独活、防风、肉桂加秦艽温经散寒、祛风胜湿通络，生姜辛温发散风寒，肉桂温肾散寒，俱为佐使。全方共奏补肾养血、强腰壮骨之效。

【转归与预后】

转归与预后与体质差异、病情的轻重、治疗调摄是否得当有关，若能及时治疗，大多可以治愈，预后亦佳。如果失治、误治，日久不愈，正气愈虚，经脉气血瘀阻愈甚，转虚实夹杂之证，可致关节肿胀不消，屈伸不利，僵硬变形，甚则肌肉萎缩，筋脉拘紧，可致痿痹残疾。

【预防与调摄】

本病以预防为主，注意产褥期护理，要慎起居，避风寒，注意保暖，避免居住在寒冷潮湿的环境；加强营养，增强体质，适当活动，保持心情舒畅。

第九节 产后恶露不绝

产后血性恶露持续 10 天以上，仍淋沥不尽者，称"产后恶露不绝"。又称"恶露不尽""恶露不止"。子宫在胎盘娩出后逐渐恢复至未孕前状态的过程称为子宫复旧，需 6～8 周时间。而血性恶露一般持续 3～4 天，若血性恶露持续延长至 7～10 天，为产后子宫复旧不全最突出的症状。本书根据临床实际将恶露不绝的时限定为"血性恶露持续 10 天以上"。

西医学产后子宫复旧不全、晚期产后出血与本病可互参。

本病证在《金匮要略·妇人产后病脉证治》中称之为"恶露不尽"。隋代《诸病源候论》首列"产后血露不尽候"，认为其病机是"新产而取风凉，皆令风冷搏于血，致使血不宣消，蓄积在内，则有时血露淋沥下不尽"。又列"产后崩中恶露不尽候"，云："产伤于经血，其后虚损未平复，或劳役损动，而血暴崩下……若小腹急满，为内有瘀血，不可断之，断之终不断。"，归纳本病可由"风冷搏于血""虚损""内有瘀血"所致，明确了本病的病因病机，尤对血瘀提出"不可断之，断之终不断"的观点，颇有临床指导价值。

【病因病机】

本病的主要病机为冲任为病，气血运行失常。因恶露为血所化，而血源于脏腑，注于冲任，若脏腑受病，冲任为病，则可导致恶露不绝。常见的病机有气虚、血瘀和血热。

1. 气虚 素体气虚，正气不足，复因分娩失血耗气，或产后操劳过早，劳倦伤脾，气虚下陷，冲任不固，不能摄血，以致恶露不绝。

2. 血瘀 产后胞脉空虚，寒邪乘虚入胞，血为寒凝；或因七情所伤，血为气滞；或因产留瘀，胞衣胎膜残留为瘀，瘀阻冲任，新血难安，不得归经，以致恶露不净。

3. 血热 素体阴虚，复因产时伤血，阴液更亏，阴虚内热，或产后过食辛热温燥之品，或感受热邪，或肝郁化热，热扰冲任，迫血下行，导致恶露不净。

【诊断】

1. 病史 了解有无产程过长、组织残留、产后子宫复旧不良等病史。

2. 临床表现 产后血性恶露日久不尽，量或多或少，色淡红、暗红或紫红，或有恶臭气，可伴神疲懒言、气短乏力、小腹空坠；或伴小腹疼痛拒按。出血多时可合并贫血，严重者可致昏厥。

3. 检查

（1）妇科检查：子宫大而软，或有压痛，宫口松弛，有时可见残留胎盘组织堵塞于宫口。当恶露量多、色鲜红时，应仔细检查软产道，及时发现软产道损伤。

（2）辅助检查：血、尿常规，了解感染与贫血情况；B型超声检查，宫腔内有无残留物，子宫复旧情况，剖宫产切口愈合情况；必要时行宫腔分泌物培养或涂片检查。

【鉴别诊断】

本病应与子宫黏膜下肌瘤、绒毛膜癌等所致的出血相鉴别。

1. 子宫黏膜下肌瘤 产后阴道出血淋沥不尽，B超提示有黏膜下肌瘤，宫内无胎盘胎膜残留，尿 HCG 阴性。

2. 绒毛膜癌 本病 25% 发生于正常妊娠足月产 2～3 个月后，除产后阴道出血淋沥不尽外，有时可见转移症状，如咯血、阴道紫蓝色结节，可拍胸片，查尿 HCG、B超，诊断性刮宫等助诊。如血 β-HCG 异常升高，B超提示宫内无胎盘胎膜残留、子宫增大而软或有子宫壁肿瘤或卵巢黄素化囊肿。诊断性刮宫，组织物病理检查坏死组织间夹有增生活跃且异型性滋养细胞，则可确诊。

【辨证论治】

本病首先应根据恶露的量、色、质、有无臭气等辨其寒、热、虚、实。如量多、色淡红、质稀、无臭气者多为气虚；色紫暗、有血块、小腹痛者为血瘀；色红或深红、质黏稠或臭秽者多为血热。治疗应虚者补之，热者清之，瘀者化之，并随证选加相应止血药以标本同治。

1. 气虚证

主要证候：恶露过期不尽，量多，色淡，质稀，无臭气；面色㿠白，神疲懒言，四肢无力，小腹空坠；舌淡苔薄白，脉细弱。

证候分析：气虚冲任、子宫失摄，故恶露过期不止而量多；气虚则阳气不振，血失温煦，故恶露色淡、质稀无臭气；气虚清阳不升则面色㿠白；中阳不振，则神疲懒言，四肢无大力；气虚下陷，故小腹空坠；舌淡苔薄白、脉细弱，均为气虚之征。

治法：补气摄血固冲。

方药：补中益气汤（《脾胃论》）加艾叶、阿胶、益母草。

补中益气汤组成：人参、黄芪、甘草、当归、陈皮、升麻、柴胡、白术。

方中补中益气汤补益中气，加艾叶、阿胶温经养血止血，益母草祛瘀止血。全方共奏补气摄血之效。

2. 血瘀证

主要证候：恶露过期不尽，量时少或时多，色暗有块，小腹疼痛拒按，舌紫暗或边有瘀点，脉沉涩。

证候分析：瘀血阻滞冲任、子宫，新血不得归经，故恶露过期不尽，量少或多，色暗有块；瘀血阻滞，经脉不畅，故小腹疼痛拒按；舌紫暗或边有瘀点，脉沉涩，均为瘀血阻滞之征。

治法：活血化瘀止血。

方药：生化汤（《傅青主女科》）加益母草、炒蒲黄。

生化汤组成：当归、川芎、桃仁、炮姜、炙甘草。

全方补虚化瘀，瘀祛则血归经。加炒蒲黄、益母草以增祛瘀止血之效。

若气虚明显，伴小腹空坠者，加党参、黄芪补气摄血；若瘀久化热，恶露臭秽，兼口干咽燥，加紫草、马齿苋、蒲公英加强清热化瘀之功。若B超提示宫内有胎盘、胎膜残留，一般应做清宫术，或先服上方加三棱、莪术，加强化瘀之功，以观后效。

3. 血热证

主要证候：产后恶露过期不止，量较多，色紫红，质黏稠，有臭秽气；面色潮红，口燥咽干；舌质红，脉细数。

证候分析：素体阴虚，产后失血伤津，阴液益亏，虚热内生，热扰冲任，迫血下行，故恶露过期不尽，量亦多，色紫红，质黏稠而臭秽；虚火上炎则面色潮红；阴液不足，津不上乘，故口干咽燥；舌红，脉细数，皆为血热内扰之故。

治法：养阴清热止血。

方药：保阴煎（《景岳全书》）加益母草、重楼、贯众。

保阴煎组成：生地黄、熟地黄、黄芩、白芍、山药、川续断、黄柏、甘草。

若肝郁化热，症见恶露量多或少，色深红有块，两胁胀痛，心烦，口苦咽干，舌红苔黄，脉弦数者。治宜疏肝解郁，清热凉血。方用丹栀逍遥散（《内科摘要》）加生地黄、墨旱莲、茜草清热凉血止血。

丹栀逍遥散组成：牡丹皮、栀子、当归、白芍、柴胡、白术、茯苓、煨姜、薄荷、炙甘草。

【转归与预后】

本病若能及时治疗，大多可愈。反之，出血日久可导致贫血，如有胎盘胎膜残留，可继发感染，严重者可因出血过多而昏厥，应积极抢救。对于产后出血淋沥不止，达2～3个月者，应高度警惕绒毛膜上皮癌，宜做相关检查。

【预防与调摄】

1.加强早期妊娠检查及孕期营养调护，提倡住院分娩。

2.胎盘娩出后，必须仔细检查胎盘胎膜是否完整，有无副叶胎盘。如发现有宫腔残留，多应立即清宫。

3.产后注意适当休息，注意产褥卫生，避免感受风寒。增加营养，不宜过食辛燥之品。提倡做产后保健操。

第十节　产后汗证

产后汗证包括产后自汗和产后盗汗两种。产妇于产后出现涔涔汗出，持续不止者，称为"产后自汗"；若寐中汗出湿衣，醒来即止者，称为"产后盗汗"。自汗、盗汗均是以在产褥期内汗出过多，日久不止为特点，统称之产后汗证。不少妇女产后汗出较平时为多，尤以进食、活动后或睡眠时为著，此因产后气血骤虚、腠理不密所致，可在数天后营卫自调而缓解，不作病论。

产后多汗，早在汉代《金匮要略·妇人产后病脉证治》中即有所论述：

"新产血虚，多汗出；喜中风，故令病痉。"，又认为"郁冒"的发生与"亡血复汗"有关，临床表现"但头汗出"等，仲景认为产后多汗出，不仅亡其津液，而且严重者可致阴损及阳，出现亡阴亡阳之危。把"多汗出"视为产后三病的病因之一。

【病因病机】

本病主要病机为产后耗气伤血，气虚阳气不固，阴虚内热迫汗外出。气虚、阴虚为本病主因。

1. 气虚　素体虚弱，复因产时伤气耗血，气虚益甚，卫阳不固，腠理不实，阳不敛阴，阴津外泄，乃至自汗不止。

2. 阴虚　营阴素亏，加之因产失血伤津，阴血益虚，阴虚内热，寐时阳乘阴分，迫津外泄，致令盗汗。醒后阳气卫外，充腠理，实皮毛而汗自止。亦有因气随血伤，醒后卫阳仍不固而自汗不止者。

【诊断】

1. 病史　注意询问患者平素体质情况，有无结核、贫血等慢性病史。

2. 临床表现　本病以产后出汗量过多和持续时间长为特点。产后自汗者，白昼汗多，动则益甚；产后盗汗者，寐中汗出，醒后即止。

3. 检查　对于盗汗疑有肺结核者，应进行肺部 X 线检查。

【鉴别诊断】

本病主要是据出汗时间之不同来鉴别盗汗、自汗。睡中汗出，醒来即止为盗汗；白昼汗出，动则益甚为自汗。至于产后发热之出汗，是以发热为主，易于鉴别。

【辨证论治】

本病临床以产后出汗量过多、持续时间长为特点。据出汗发生时间之不同分为自汗和盗汗。白昼汗多，动则尤甚为气虚自汗；寐中出汗，醒后即止为阴虚盗汗。治疗产后汗证，气虚者，治以益气固表，和营止汗；阴虚者，治以益气养阴，生津敛汗。

1. 气虚自汗证

主要证候： 产后汗出过多，不能自止，动则加剧；时有恶风身冷，气短懒言，面色㿠白，倦怠乏力；舌质淡，苔薄白，脉细弱。

证候分析： 产后伤血，气随血耗，腠理不密，卫阳不固，故自汗恶风；动则耗气，故出汗加剧；气虚阳衰，故面色㿠白，倦怠乏力，气短懒言；舌淡，苔薄白，脉细弱，均为气虚之象。

治法： 益气固表，和营止汗。

方药： 黄芪汤（《济阴纲目》）。

黄芪汤组成： 黄芪、白术、防风、熟地黄、煅牡蛎、白茯苓、麦冬、甘草、大枣。

原方主治卫气不固自汗证。方中黄芪、白术、茯苓、甘草健脾益气固表；熟地黄、麦冬、大枣养血滋阴；牡蛎固涩敛汗，防风走表，助黄芪、白术以益气御风，黄芪得防风，其功益彰。全方共奏补气固表止汗之效。

2. 阴虚盗汗证

主要证候： 产后睡中汗出，甚则湿透衣衫，醒后即止，面色潮红，头晕耳鸣，口燥咽干，渴不思饮，或五心烦热，腰膝酸软，舌质红苔少，脉细数。

证候分析： 因产伤血，营阴耗损，阴虚生内热，热迫汗出，故产后睡中汗出，甚则湿衣衫；醒后阳出于阴，卫表得固，故汗出可止；阴虚阳浮于上，故面色潮红，头晕耳鸣；虚热灼阴，津不上乘，故口燥咽干，渴不思饮；五心烦热，腰膝酸软，为阴虚损及肝肾所致；舌质红苔少，脉细数，均为阴虚内热之征。

治法： 益气养阴，生津敛汗。

方药： 生脉散（《医学启源》）加煅牡蛎、浮小麦、山茱萸、糯稻根。

生脉散组成： 人参、麦冬、五味子。

原方主治暑热汗多，耗气伤阴，及久咳肺虚，气阴两伤。方中人参益气生津，麦冬、五味子、山茱萸滋阴敛汗，加牡蛎以固涩，浮小麦、糯稻根以止汗。共奏益气养阴、生津敛汗之效。

若口燥咽干甚者，可加石斛、玉竹以生津滋液；五心烦热甚者，加白薇、栀子以清热除烦。

【转归与预后】

产后自汗、盗汗，有气虚和阴虚之分。但临床上阴损及阳，阳损及阴，故自汗、盗汗并非绝对化的分属气虚阴虚。正如《景岳全书·汗证》云："诸古法云自汗者属阳虚……盗汗者属阴虚……自汗盗汗亦各有阴阳之征，不得谓自汗必属阳虚，盗汗必属阴虚也。"产后汗证及时治疗以补虚敛汗，预后良好。但若汗出不止，日久不瘥者，须防气随津脱，变生他疾。对于长期盗汗者，应借助胸片等检查，排除结核病变。

【预防与调摄】

1. 加强产后营养及适当锻炼，以增强体质调和营卫。
2. 适寒温，慎起居，防外感。

第十一节　产后缺乳

产后哺乳期内，产妇乳汁甚少或全无者，称"缺乳"，又称"产后乳汁不行"。

母乳是新生儿最佳天然食物，中医历来重视母乳喂养婴幼儿，故对缺乳的研究由来已久。早在隋代《诸病源候论》即列有"产后乳无汁候"，认为其病因系"既产则血水俱下，津液暴竭，经血不足"。唐代《备急千金要方》列出治妇人乳无汁共21首下乳方，其中有猪蹄、鲫鱼等食疗方。宋代陈言《三因极一病证方论》分虚实论缺乳："产妇有三种乳脉不行，有气血盛而壅闭不行者，有血少气弱涩而不行者，虚当补之，盛当疏之。"这对后世研究缺乳颇有启迪。《妇人大全良方》认为"乳汁乃气血所化""乳汁资于冲任"。张从正《儒门事亲》所说"妇人有本生无乳者，不治，或因啼哭、悲、怒、郁结，气溢闭塞，以致乳脉不行"，深化了对病因病机的认识。清代《傅青主女科》论治缺乳着眼于"气血"，虚则补之，实则疏之，"阳明之气血自通，而乳亦通矣"。

【病因病机】

缺乳的主要病机为乳汁生化不足或乳络不畅。常见病因有气血虚弱、肝郁气滞、痰浊阻滞。

1. 气血虚弱 乳汁为血所化，若素体气血亏虚，或脾胃素弱，气血生化不足。复因分娩失血耗气，致气血亏虚，乳汁化生乏源，因而乳汁甚少或无乳可下。正如《景岳全书·妇人规》云："妇人乳汁，乃冲任气血所化，故下则为经，上则为乳。若产后乳迟乳少者，由气血之不足，而犹或无乳者，其为冲任之虚弱无疑也。"

2. 肝郁气滞 素多抑郁，或产后情志不遂，肝失调达，气机不畅，乳脉不通，乳汁运行不畅，故无乳。《儒门事亲》曰："啼哭悲怒郁结，气溢闭塞，以致乳脉不行。"

3. 痰浊阻滞 素体肥胖痰湿内盛或产后膏粱厚味，脾失健运，聚湿成痰，痰气阻滞乳脉乳络，或"肥人气虚痰湿"，无力行乳，复因痰阻乳络，本虚标实，遂致缺乳。《景岳全书·妇人规》曰："肥胖妇人痰气壅盛，乳滞不来。"

此外，《儒门事亲》还指出："妇人有本生无乳者，不治。"首先提出先天发育不良致缺乳的预后。尚有精神紧张、劳逸失常或哺乳方法不当等，均可影响乳汁分泌。经纠正后能促乳汁分泌。

【诊断】

1. 病史 注意询问有无产时失血过多史，有无产后情志不遂，并了解患者平素体质情况及有无贫血等慢性病史。

2. 临床表现 产妇在哺乳期中，乳汁甚少，不足以喂养婴儿，或乳汁全无。亦有原本泌乳正常，突然情志过度刺激后缺乳者。

3. 检查 主要检查乳房及乳汁。虚证者，乳房柔软，不胀不痛，挤出乳汁点滴而下，质稀；实证者，乳房胀满而痛，挤压乳汁疼痛难出，质稠；虚实夹杂者，乳房胀大而柔软，乳汁不多。此外，应注意有无乳头凹陷和乳头皲裂造成的乳汁壅塞不通，哺乳困难。

【鉴别诊断】

本病应与乳痈相鉴别。乳痈有初起乳房红肿热痛、恶寒发热、继之化脓成痈等临床特征。

【辨证论治】

本病应根据乳汁清稀或稠、乳房有无胀痛，结合舌脉及其他症状以辨虚实。如乳汁甚少而清稀，乳房柔软，多为气血虚弱；若乳汁稠，胸胁胀满，乳房胀硬疼痛，多为肝郁气滞。治疗如《傅青主女科》指出"全在气而不在血"，强调理气之重要。临证中以调理气血，通络下乳为主。同时，要指导产妇正确哺乳，保证产妇充分休息，有足够的营养和水分摄入。

1. 气血虚弱证

主要证候：产后乳汁少，甚或全无，乳汁稀薄，乳房柔软无胀感；面色少华，倦怠乏力；舌淡苔薄白，脉细弱。

证候分析：气血虚弱，乳汁化源不足，无乳可下，故乳汁少或全无，乳汁稀薄。乳汁不充，故乳房柔软无胀感；气虚血少，不能上荣头面四肢，故面色少华，倦怠乏力；舌淡苔薄白，脉细弱，均为气血虚弱之征。

治法：补气养血，佐以通乳。

方药：通乳丹（《傅青主女科》）。

通乳丹组成：人参、黄芪、当归、麦冬、木通、桔梗、猪蹄。

原方主治产后乳汁不行。方中人参、黄芪补气；当归、麦冬、猪蹄养血滋阴；桔梗、木通利气通脉。全方补气养血，疏经通络。气血充足，乳脉通畅，则乳汁自出。

2. 肝郁气滞证

主要证候：产后乳汁分泌少，甚或全无，乳房胀硬、疼痛，乳汁稠；伴胸胁胀满，情志抑郁，食欲不振；舌质正常，苔薄黄，脉弦或弦滑。

证候分析：情志郁结，肝气不舒，气机不畅，乳络受阻，故乳汁涩少；乳汁壅滞，运行受阻，故乳房胀满而痛，乳汁浓稠；胸胁为肝经所布，肝气郁结，疏泄不利，气机不畅，故胸胁胀满，肝经气滞，脾胃受累，故食欲不振；舌质正常，苔薄黄，脉弦或弦滑均为肝郁气滞之征。

治法：疏肝解郁，通络下乳。

方药：下乳涌泉散（《清太医院配方》）。

下乳涌泉散组成：当归、白芍、川芎、生地黄、柴胡、青皮、天花粉、漏芦、通草、桔梗、白芷、穿山甲、王不留行、甘草。

原方主治产后乳汁少或乳汁不行。方以当归、白芍、川芎补血养血行血，生地黄、天花粉补血滋阴，青皮、柴胡疏肝散结，白芷入阳明，气芳香以散风通窍，桔梗、通草理气通络，漏芦、穿山甲、王不留行通络下乳，甘草以调和脾胃。全方疏肝理气，补血养血，通络行乳。

若乳房胀痛甚者，酌加橘络、丝瓜络、香附以增理气通络之效；乳房胀硬热痛，触之有块者，加蒲公英、夏枯草、赤芍以清热散结；若乳房掣痛，伴高热恶寒，或乳房结块有波动感者，应按"乳痈"诊治。

3.痰浊阻滞证

主要证候：乳汁甚少或无乳可下，乳房硕大或下垂不胀满，乳汁不稠；形体肥胖，胸闷痰多，纳少便溏，或食多乳少；舌淡胖，苔腻，脉沉细。

证候分析：素体脾虚，或肥甘厚味伤脾，脾虚气弱行乳无力，或脾虚生痰，痰阻乳络而致乳汁甚少或全无。胸闷纳少、舌淡胖苔腻、脉沉细均为痰浊阻滞之象。

治法：健脾化痰通乳。

方药：苍附导痰丸（《叶天士女科诊治秘方》）合漏芦散（《济阴纲目》）。

苍附导痰丸组成：茯苓、法半夏、陈皮、甘草、苍术、香附、天南星、枳壳、生姜、神曲、漏芦、蛇蜕、瓜蒌。

原方主治妇人肥盛，气脉壅滞，乳汁不通，或经络凝滞，乳内胀痛或作痈肿，将欲成者，此药服之自然内消，乳汁通行。两方合用增强化痰通乳之功。气虚明显者，加黄芪、党参、白术健脾益气，以治生痰之源。

【其他疗法】

1.猪蹄 1 只，鳞鱼（即百爪鱼）适量，木瓜 1 只，共煮汤。

2.生黄芪 30g，当归 9g，炖猪蹄。

【转归与预后】

本病若能及时治疗，脾胃功能、气血津液恢复如常，则乳汁可下；但若身体虚弱，虽经治疗，乳汁无明显增加或先天乳腺发育不良"本生无乳者"，则预后较差；若乳汁壅滞，经治疗乳汁仍然排出不畅，可转化为乳痈。

【预防与调摄】

1.孕期做好乳头护理，产检时若发现乳头凹陷者，要嘱孕妇经常把乳头向外拉，并要常用肥皂擦洗乳头，防止乳头皲裂而造成哺乳困难。

2. 纠正孕期贫血，预防产后大出血。

3. 提倡早期哺乳、定时哺乳，促进乳汁的分泌。现在临床提倡母乳喂养，母婴同室，早接触，早吸吮，于产后 30 分钟内开始哺乳，尽早建立泌乳反射。哺乳原则是按需哺乳。

4. 加强产后营养，尤其是富含蛋白质的食物和新鲜蔬菜，以及充足的汤水。

5. 保持情绪乐观，心情舒畅。适当锻炼，维护气血和调。

第十二节　产后乳汁自出

产妇在哺乳期中，乳汁不经婴儿吸吮而自然溢出者，称"乳汁自出"，亦称"漏乳"。若乳母身体健壮，气血旺盛，乳汁充沛，乳房饱满，由满而溢，或断乳之时乳汁难断而自出者，不属病态。

本病始见于隋代《诸病源候论》，书中列有"产后乳汁溢候"，但所言为"经血盛者，则津液有余"的生理性乳汁自溢。至唐代《经效产宝》始论述了其病因为"身虚所致，宜服补药以止之"。宋代《妇人大全良方》进而指出"胃气虚"是身虚之由。明代《校注妇人良方》云："产后乳汁自出，乃胃气虚。"

【病因病机】

本病发生分虚实两端。虚者胃气不固，摄纳失常；实者肝郁化热，迫乳外溢。

1. 气虚失摄　因产耗气伤血，中气不足；或饮食劳倦伤脾，脾胃虚弱，乳房属足阳明胃经，中气不足，胃气不固，摄纳无权，乳汁随化随出而致乳汁自流不止。

2. 肝经郁热　产后情志抑郁，郁久化火；或恚怒伤肝，肝火亢盛，乳头属足厥阴肝经所主，火盛则令肝之疏泄太过，迫乳外溢。如《胎产心法》曰："肝经怒火上冲，乳胀而溢。"

【诊断】

1. 病史 注意了解患者体质情况、情志精神状态及有无贫血等慢性病史。

2. 临床表现 产妇在哺乳期中，乳汁不经婴儿吸吮而自然溢出，乳汁清稀或黏稠。

3. 检查 可见双乳头或一侧乳头乳汁点滴而下，渗透衣衫。乳头未见皲裂，乳房柔软胀满。

【鉴别诊断】

本病应与乳泣及闭经溢乳综合征之乳汁自出相鉴别。

1. 乳泣 为孕期乳汁自然溢出。其乳汁为乳白色或黄白色，乳房无结节。乳汁自出则是在产后哺乳期乳汁自然溢出。

2. 闭经溢乳综合征 产后停止哺乳仍长时间溢乳，往往同时持续闭经。与原发性垂体功能异常有关，可配合有关检查，如 CT、激素测定 FSH、LH、E2、PRL，予以鉴别。而产后乳汁自出是在哺乳期内。

【辨证论治】

本病分虚实两端。应结合乳房有无胀痛、是否柔软及乳汁稀稠辨证。如乳汁清稀、乳房柔软者多为气血虚弱；若乳汁稠，胸胁胀满，乳房胀痛者，多为肝经郁热。虚者宜补气摄乳，实者宜清热敛乳。

1. 气虚失摄证

主要证候：产后乳汁自出，量少质清稀，乳房柔软无胀感；面色无华，神疲乏力；舌质淡，苔薄白、脉细弱。

证候分析：产后气血虚少，中气不足，胃气不固，乳汁失约，故乳汁自出；乳汁化源不足则乳少，质清稀；乳汁外溢，乳房空虚，故乳房柔软无胀感；气虚血少，不能上荣于面，故面色少华；中气不足，则神疲乏力，舌质淡、苔薄白，脉细弱均为气血虚弱之征。

治法：补气益血，佐以固摄。

方药：补中益气汤（《脾胃论》）加芡实、五味子。

补中益气汤组成：人参、黄芪、甘草、当归、陈皮、升麻、柴胡、白术。

方用补中益气汤以补益中气，加芡实、五味子固摄收涩。全方有补气固摄敛乳之功。

2. 肝经郁热证

主要证候：产后乳汁自出，量多质稠，乳房胀痛，情志抑郁或烦躁易怒，口苦咽干，大便秘结，小便黄赤。舌质红，苔薄黄，脉弦数。

证候分析：情志抑郁，肝郁化热，迫乳外溢，故乳汁自出而量多；热灼乳汁则质稠；肝气不疏，肝失条达，气滞不宣，故乳房胀痛，胸胁胀满；肝郁化火，故烦躁易怒；热伤津液，故口苦咽干，大便秘结，小便黄赤；舌质红、苔薄黄、脉弦细均为肝经郁热之征。

治法：疏肝解郁，清热敛乳。

方药：丹栀逍遥散（《内科摘要》）去生姜，加生地黄、夏枯草、生牡蛎。

丹栀逍遥散组成：牡丹皮、栀子、当归、白芍、柴胡、白术、茯苓、煨姜、薄荷、炙甘草。

方以丹栀逍遥散舒肝解郁清热，去生姜，加生地黄养阴滋血，夏枯草清热散结，生牡蛎平肝敛乳。热去郁散，乳汁自安。

【转归与预后】

本病一般预后良好，但乳头溢液较复杂。若溢出乳汁为血性液，乳房有块者，应警惕乳腺癌。

【预防与调摄】

1. 加强产后营养及适当锻炼，促进脾胃健运以补气固摄。
2. 保持情绪乐观，心情舒畅。

第十三节 断 乳

若产妇不欲哺乳，或乳母体质虚弱不宜授乳，或已到断乳之时，可予断乳。若不断乳，任其自退，往往可致断乳不全，月经失调，甚者数年后仍有溢乳或继发不孕，务必用药尽快退乳。常用方如下：

1. 麦芽200g，蝉蜕5g，水煎服。

2.免怀散（《济阴纲目》）：红花、赤芍、当归尾、川牛膝水煎服，连服7剂。可加炒麦芽、青皮、远志、蒲公英。

第十四节　产后乳痈

乳痈是以乳房红肿疼痛、排乳不畅，以致结脓成痈为主症的病证。以初产妇为多见，好发于产后3～4周。

乳痈相当于西医学的急性乳腺炎，认为多因乳头发育不良，妨碍哺乳，或乳汁过多不能及时完全排空，或乳管欠通畅，影响排乳，致使乳汁瘀积，利于入侵细菌的繁殖而致病。

【病因病机】

足阳明胃经过乳房，足厥阴肝经至乳下，本病多因过食厚味，胃经积热；或忧思恼怒，肝经郁火；或乳头皮肤破裂，外邪火毒侵入乳房等，导致乳房脉络不通，排乳不畅，郁热火毒与积乳互凝，从而结肿成痈。本病病位主要在胃、肝两经。胃热肝郁、火毒凝结是其基本病机。

【辨证论治】

乳房结块，红肿疼痛。兼有恶寒、发热、全身不适等症，为气滞热壅，此时脓未形成（郁乳期）；若肿块增大，胀红疼痛，时有跳痛者，为火毒炽盛，为酿脓之征（酿脓期）；若肿块中央触之渐软，有应指感，或见乳头有脓汁排出，为毒盛肉腐，说明脓已成熟（溃脓期）。

方药：青橘连翘饮（《冯氏锦囊秘录》）。

青橘连翘饮组成：青皮、瓜蒌、橘叶、连翘、桃仁、皂角刺、柴胡、甘草。

附：乳癖

乳癖是指妇女乳房部常见的慢性良性肿块，以乳房肿块和胀痛为主症，常见于中青年妇女。乳癖可见于西医学的乳腺小叶增生、乳房囊性增生、乳房纤维瘤等疾病。西医学认为乳腺增生症与卵巢功能失调有关，如黄体素分泌减少，雌激素的分泌相对增高。

【病因病机】

本病多与情志内伤、忧思恼怒有关。足阳明胃经过乳房，足厥阴肝经至乳下，足太阴脾经行乳外，若情志内伤，忧思恼怒则肝脾郁结，气血逆乱，气不行津，津液凝聚成痰；复因肝木克土，致脾不能运湿，胃不能降浊，则痰浊内生；气滞痰浊阻于乳络则为肿块疼痛。八脉（督脉、任脉、冲脉、带脉、阳维脉、阴维脉、阴跷脉、阳跷脉）隶于肝肾，冲脉隶于阳明，若肝郁化火，耗损肝肾之阴，则冲任失调，《圣济总录》云："冲任二经，上为乳汁，下为月水。"所以本病多与月经周期相关。本病的基本病机为气滞痰凝，冲任失调，病在胃、肝、脾三经。

【辨证论治】

单侧或双侧乳房发生单个或多个大小不等的肿块，胀痛或压痛，表面光滑，边界清楚，推之可动，增长缓慢，质地坚韧或呈囊性感。兼见肿块和胀痛每因喜怒而消长者，证属气滞痰凝；若每于月经来前加重，月经过后减轻者，则为冲任失调。

方药：丹栀逍遥散（《内科摘要》）。

丹栀逍遥散组成：牡丹皮、栀子、当归、白芍、柴胡、白术、茯苓、煨姜、薄荷、炙甘草。

第十五节 产后抑郁

产后抑郁是以产妇在分娩后出现情绪低落、精神抑郁为主要症状的病证，是产褥期精神综合征中最常见的一种类型。西医学称之为"产褥期抑郁症"。本病一般在产后1周开始出现症状，产后4～6周逐渐明显，平均持续6～8周，甚则长达数年。若不及时诊治，产妇可伤害新生儿或自杀，应当重视，尽早发现尽快治疗。

本病在古代中医学中虽无专论，但对有关病因病机、症状、辨证及治疗等早已引起历代医家的重视而散见于历代医籍的相关论述中。隋代《诸病源候论·产后风虚瘀狂候》较早论述了类似的疾病。宋代《妇人大全良方》较广泛地论述相关病证，分列有产后癫狂、产后狂言谵语如有神灵、产后不语、产后乍见鬼神等方论。《陈素庵妇科补解》承《妇人大全良方》所说，并加以综合提高。如在"产后发狂方论"中指出："产后发狂，其故有三：有因气虚心神失守，有因败血冲心，有因惊恐，遂致心神颠倒。其脉左寸浮而大，外症昏不知人，或歌呼骂詈，持刀杀人。因血虚者，辰砂石菖蒲散。败血冲心者，蒲黄黑荆芥散。因惊者，枣仁温胆汤。总以安神养血为主。"清代《医宗金鉴·妇科心法要诀》则进一步指出："产后血虚，心气不守，神志怯弱，故令惊悸，恍惚不宁也。宜用茯神散……若因忧愁思虑，伤心脾者，宜归脾汤加朱砂、龙齿治之。"充实了本病的辨证论治。

【病因病机】

本病发生在产后，与产褥生理和病理有关。产后多虚，血不养心，心神失养，或过度忧愁思虑，损伤心脾；产后多瘀，瘀血停滞，上攻于心；或情志所伤，肝气郁结，肝血不足，魂失潜藏。常见的病因有心脾两虚，瘀血内阻，肝气郁结。

1. 心脾两虚 《灵枢·本神》曰："思出于心而脾应之。"产后思虑太过，所思不遂，心血暗耗，脾气受损，气血生化不足，气虚血弱，血不养心，心神失养，故致产后抑郁。《校注妇人良方》薛立斋按："人之所主者心，心之所主者血，心血一虚，神气不守，此惊悸所由作也。"

2. 瘀血内阻 产后元气亏虚，复因劳倦耗气，气虚无力运血，血滞成瘀，或产后胞宫瘀血停滞，败血上攻，闭于心窍，神明失常致产后抑郁。《万氏女科》曰："产后虚弱，败血停积，闭于心窍，神志不能明了，故多昏困。"

3. 肝气郁结 素性忧郁，胆怯心虚，产后复因情志所伤或突受惊恐，魂不守舍而致产后抑郁。

【诊断】

1. 病史 素性抑郁，产时或产后失血过多，产后忧愁思虑，过度劳倦，或既往有精神病史、难产史。

2. 临床表现 主要表现为抑郁，一般在产后1周开始出现症状，产后2周发病，在产后 4～6 周症状逐渐明显。症状主要有精神抑郁、情绪低落、伤心落泪、悲观厌世、失眠多梦、易感疲乏无力，或内疚、焦虑、易怒，或默默不语，不愿与人甚至丈夫交流。严重者处理事情的能力低下，不能照料婴儿，甚至有伤婴行为或反复出现自伤想法。

3. 检查

（1）妇科检查：可无异常。

（1）辅助检查：血常规检查正常或有血红蛋白低于正常。

【鉴别诊断】

1. 产后抑郁综合征　是产褥早期最常见的精神障碍，又称产后轻度抑郁、第三天抑郁症、泌乳忧郁综合征、轻度产后烦躁、产后哭泣和产后心绪不良。其临床表现主要为不明原因的阵发性哭泣和抑郁状态，但不伴有感觉障碍，以产后 3 日内发病最多，又称"三日闷"。起病急，病程短，病情轻，无需药物治疗，但需心理开导。若病情进一步恶化，亦可发展为产后抑郁性精神病。

2. 产后抑郁性精神病　属精神病学范畴，有精神分裂症状，如迫害妄想和幻听、躁狂和抑郁等。是产后抑郁的发展变化。

【辨证论治】

重视产后多虚多瘀及气血变化的特点，根据产后全身症状及舌脉，辨明虚实及在气在血，分而治之。一般而言，产后情绪低落，忧郁焦虑，悲伤欲哭，不能自制，心神不安，失眠多梦，气短懒言，恶露色淡，质稀，舌淡，脉细者，多属虚。产后忧郁寡欢，默默不语，或烦躁易怒，失眠多梦，神志恍惚，恶露色暗，有块，舌暗有瘀斑，苔薄，脉弦或涩，多属实。

治疗以调和气血、安神定志为主，同时配合心理治疗。尤其须细心观察早期情志异常的改变，以防病情加重。

1. 心脾两虚证

主要证候：产后焦虑，忧郁，心神不宁，常悲伤欲哭，情绪低落，失眠多梦，健忘，精神萎靡；伴神疲乏力，面色萎黄，纳少便溏，脘闷腹胀；恶露色淡，质稀，舌淡，苔薄白，脉细弱。

证候分析："思出于心而脾应之"，产后失血过多，思虑太过，所思不遂，心血暗耗，心失所养，神明不守，故产后焦虑、抑郁、心神不宁；血虚不能养神，故喜悲欲哭，情绪低落，失眠多梦，健忘，精神萎靡；脾虚气弱，气血不足，故神疲乏力，面色萎黄，恶露色淡，质稀。《素问·举痛论》中指出："思则心有所存，神有所归，正气留而不行，故气结矣。"气结于中，脾失运化，故纳少便溏，脘闷腹胀；舌淡，苔薄白、脉细弱均为心脾两虚之征。

治法：健脾益气，养心安神。

方药：归脾汤（《济生方》）。

归脾汤组成：白术、当归、茯苓、黄芪、龙眼肉、远志、酸枣仁、木香、甘草、人参。

2. 瘀血内阻证

主要证候：产后抑郁寡欢，默默不语，失眠多梦，神志恍惚；恶露淋沥日久，色紫暗有块，面色晦暗；舌暗有瘀斑，苔白，脉弦或涩。

证候分析：产后气血虚弱，劳倦过度，气血运行无力，血滞成瘀，或情志所伤，气滞血瘀，或胞宫内败血停滞，瘀血上攻，闭于心窍，神明失常，故产后抑郁寡欢，默默不语，失眠多梦，神志恍惚；恶血不去，新血不归，则恶露淋沥日久不止，色紫暗有块；面色晦暗及舌暗有瘀斑，脉弦或涩均为血瘀之征。

治法：活血逐瘀，镇静安神。

方药：调经散（《太平惠民和剂局方》）。

调经散组成：当归、肉桂、没药、琥珀、赤芍、白芍、细辛、麝香。

原方主治产后瘀血留滞经络，四肢面目浮肿者。方中琥珀镇心安神、活血祛瘀为君；赤芍、没药活血祛瘀，肉桂温通血脉，促进血行，共为臣；当归、白芍养血活血，细辛、麝香辛香走窜，芳香开窍醒神，共为佐使。诸药合用，共奏活血化瘀、镇静安神之效。

3. 肝气郁结证

主要证候：产后心情抑郁，心神不安，或烦躁易怒，夜不入寐，或噩梦纷纭，惊恐易醒；恶露量或多或少，色紫暗有块；胸闷纳呆，善太息；苔薄，脉弦。

证候分析：素性忧郁，产后复因情志所伤，肝郁胆虚，魂不归藏，故心神不安，夜难入眠，或恶梦多而易惊醒；肝郁气滞，气机失畅，故胸闷纳呆，烦躁易怒，善太息；肝气郁结，疏泄失调，故恶露量或多或少，色紫暗有块；脉弦为肝郁之象。

治法：疏肝解郁，镇静安神。

方药：逍遥散（《太平惠民和剂局方》）加首乌藤、合欢皮、磁石、柏子仁。

逍遥散组成：柴胡、白术、茯苓、当归、白芍、薄荷、煨姜、炙甘草。

【转归与预后】

本病初起，经过药物及心理治疗，预后良好。但再次妊娠约有 20% 复发率，其第二代的认知能力可能受到一定的影响。若治不及时，产妇可出现自杀倾向或伤害婴儿，影响夫妻关系及整个家庭，应当予以重视。

【预防与调摄】

重视围产期及产褥期的心理保健和心理护理，产前检查时应了解产妇的性格情况，有无精神病家族史和抑郁症表现等。对于具有发生抑郁症高危因素的产妇给予足够的重视，帮助调解家庭的婆媳、夫妻关系，缓解孕妇对分娩的恐惧害怕心理以及选择生男生女的心理负担，减轻产后的应激压力。

产后保证充足的睡眠和休息，避免过劳和过重的心理负担，了解病人的心理状态和个性特征，做好心理治疗和思想工作。早预防、早发现、早治疗对产后抑郁症的发生和发展极为重要。

第十六节　产后血劳

因产时或产后阴血暴亡，导致日后月经停闭，性欲丧失，生殖器官萎缩，伴表情淡漠、容颜憔悴、毛发枯黄脱落、形寒怕冷、乍起乍卧、虚乏劳倦一系列虚羸证候，称"产后血劳"。属产后虚羸或蓐劳范畴。西医学的"席汉综合征"可与本病互参。

历代医籍无"产后血劳"之病名，但其相关证候却颇多论述。早在汉代《金匮要略·妇人产后病脉证治》中就有"产后……虚劳不足"用当归生姜羊肉汤治之的记载。隋代《诸病源候论》列有"产后虚羸""产后风冷虚劳"等候，指出："夫产损动腑脏，劳伤气血。轻者，节养将摄，满月便可平复；重者其日月虽满，气血犹未调和，故虚羸也。然产后虚羸，将养失所，多沉滞劳瘠，乍起乍卧。风冷多则辟瘦，颜色枯黑，食饮不消。"宋代《妇人大全良方》则进一步具体提出了对病因病机、治法方药的论述，如"产后虚羸方论第五"

指出："产后虚赢者，因产伤损脏腑，劳侵气血……治产后虚赢，脾胃乏弱，四肢无力，全不思饮食，心腹胀满，人参散。"其治主张首用六君子汤加减调其脾胃，继用三合散调其荣卫，末用八珍汤、十全大补汤、益气养荣汤补其虚损。综上所述，历代医家不断加深了对产后血劳的认识。

【病因病机】

本病发生的主要病机系产后阴血暴脱，脑髓失养，脏器虚损成劳。精血亏损、脾肾虚损是产后血劳的主要病因。

1.精血亏损 产理不顺，气血暴脱，夺血伤精，或素体肝肾不足，或素患久病，日久及肾，复加产时夺血，终致肾虚精亏，精血匮乏，脑髓失充，脏腑虚损，而成产后血劳。

2.脾肾虚损 饮食不节，忧思伤脾，脾虚失运，生化乏源，或素禀脾虚不足，或素有宿疾，日久及肾，复因产时失血耗气，产后失于调养，脑髓失充，脾肾虚损为患。

【诊断】

1.病史 有产时或产后大出血史，或素体气血不足。
2.临床表现 表情淡漠、容颜憔悴、毛发枯黄脱落、肌肤不荣、四肢不举、头晕目眩、腰膝酸软、形寒怕冷，渐至月经停闭、性欲丧失、生殖器官萎缩。
3.检查
（1）全身检查：可见毛发枯黄脱落、容颜憔悴、形体赢瘦等。
（2）妇科检查：阴毛稀疏枯黄或全脱落。阴道干涩苍白，子宫体萎缩。
（3）辅助检查：血常规检查，红细胞、血红蛋白降低。
诊断时必具产时或产后大出血的病史，其余不必诸症悉具，但见部分主要症状，结合检查，即可诊断。

【鉴别诊断】

须注意与其他原因引起的闭经、性功能减退鉴别。后两者多无产时、产后失血过多史，与分娩无明显关联。

【辨证论治】

产后血劳，因产时暴伤阴血，临床以产时、产后大出血，继之月经停闭、性欲丧失、生殖器官萎缩，伴表情淡漠、形寒怕冷为主要证候表现和辨证要点。若闭经、毛发脱落、腰膝酸软表现明显者，多为精血亏损，治疗以滋阴养血、填精益髓、充养天癸为主。若形寒怕冷、四肢不温、纳呆食少、腹泻便溏表现明显者，则多为脾肾虚损，治疗以峻补肾脾、调理气血冲任为要。

1. 精血亏损证

主要证候：产后月经闭止，毛发脱落，枯槁无华，头晕目眩，腰膝酸软，性欲丧失，甚或生殖器官萎缩，阴道干涩；舌淡白苔少，脉沉细略数。

证候分析：精血亏虚，不能充养天癸，冲任血海空虚，故月经停闭；脑失所充，发失所荣，故毛发脱落，枯槁无华，头晕目眩；精亏肾虚，外腑失荣，故腰膝酸软；肾主生殖，精亏血少，天癸衰竭，故性欲丧失，甚或生殖器官萎缩；舌淡白苔少，脉沉细略数，均为精血亏损之征。

治法：滋阴养血，填精益髓。

方药：人参鳖甲汤（《妇人大全良方·产后褥劳》）加紫河车。

人参鳖甲汤组成：人参、桂心、当归、桑寄生、白茯苓、白芍、桃仁、熟地黄、甘草、麦冬、续断、牛膝、鳖甲、黄芪。

原方主治产后褥劳。方中熟地黄、紫河车、鳖甲补精养血，滋肾益阴；人参、黄芪、桂心、白茯苓补气生血；白芍、当归、麦冬补血养阴；续断、桑寄生补肾强腰；桃仁、牛膝活血化瘀；甘草调和诸药。全方共奏滋阴养血、填精益髓、大补元气之功。陈氏云："晚食前温服，此药神妙。"

2. 脾肾虚损证

主要证候：产后月经停闭，形寒怕冷，四肢不温，易感风寒，纳呆食少，腹泻便溏，容颜憔悴，毛发枯萎，肌肤不荣；或宫寒不孕，性欲丧失，子宫萎缩；舌淡苔白，脉沉细无力。

证候分析：脾肾虚损，阳气亏虚，失于温煦，生化失期，天癸将竭，冲任亏虚，月经停闭，继发不孕；阳气不足，故形寒怕冷，四肢不温，易感风寒；脾虚失于运化，水谷精气不布，肌肤筋肉失养，故纳呆食少，腹泻便溏，容颜憔悴，肌肤不荣；肾虚毛发失养，则枯萎无泽，肾虚无以作强，故性欲丧失，子宫萎缩；舌淡苔白，脉沉细无力皆为脾肾虚损之候。

治法：峻补脾肾，益气养血。

方药：黄芪散（《妇人大全良方·产后风虚劳冷》）去羚羊角加紫河车、仙茅、淫羊藿。

黄芪散组成：黄芪、白术、木香、羚羊角、人参、当归、桂心、川芎、白芍、白茯苓、甘草。

原方治产后风虚劳冷。方中黄芪、白术、人参、白茯苓、甘草健脾益气，益气血生化之源；当归、川芎、白芍补血调经；桂心、木香温元行气；加紫河车血肉有情之品，滋肾填精；仙茅、淫羊藿补肾温阳。全方峻补脾肾，益气养血。

【转归与预后】

若能注意产后调养，及时、积极治疗，使脏腑、冲任功能复常，气血盈盛，则可望渐趋好转或治愈；反之，则日久不瘥，终成残疾。

【预防与调摄】

1.加强早期妊娠检查，凡有血液病不宜妊娠者，应劝告避孕或终止妊娠；合并肝炎等病者，应积极治疗并发症；注意分娩过程中减少出血；及时纠正不利于胎儿生长及分娩的不良因素；并加强孕期营养及调护，提倡住院分娩。

2.注意产前检查，加强接产技术，分娩过程中尽量减少或避免引起出血过多的因素，防止出现软产道损伤，胎盘娩出后，必须仔细检查胎盘、胎膜是否完整，是否有副胎盘的可能。

3.失血过多应及早补充血容量。

4.产后注意适当休息，定期产后检查，了解产妇健康状况和哺乳情况。

第八章

产后疾病的经络腧穴调养

　　经络是人体内运行气血的通道，包括经脉和络脉。"经"，有路径的含义，为直行的主干；"络"，有网络的含义，为侧行的分支。经脉以上下纵行为主，系经络的主体部分；络脉从经脉中分出侧行，系经络的细小部分。《灵枢·脉度》指出："经脉为里，支而横者为络，络之别者为孙。"经络纵横交错，遍布全身，是人体重要的组成部分。

　　经络系统是由经脉与络脉相互联系、彼此衔接而构成的体系。经络系统中有经气的活动。所谓经气，即经络之气，概指经络运行之气及其功能活动。经络系统将人体的组织器官、四肢百骸联络成一个有机的整体，并通过经气的活动，调节全身各部的机能，运行气血、协调阴阳，从而使整个机体保持协调和相对平衡。

　　经络学说是阐述人体经络系统的循行分布、生理功能、病理变化及其与脏腑相互关系的理论体系，是中医理论的重要组成部分，对中医临床各科实践具有重要的指导作用。对于诸多产后疾病可以通过经络进行有效的调养。

第一节　产后血晕

　　【病因病机】详见第七章第一节产后血晕。

　　【辨证】详见第七章第一节产后血晕。

　　【治疗】

　　主穴：百会、心俞、关元、足三里。

　　配穴：血虚气脱证，加脾俞、肾俞；瘀阻气闭证，加支沟、水沟、十宣。

　　操作：血虚气脱证以药贴准确贴在心俞、关元、足三里、脾俞、肾俞；百会以三棱针刺血。瘀阻气闭证以药贴准确贴在心俞、关元、足三里、支沟；百会、水沟、十宣以三棱针刺血。

方义：百会疏调气血以养脑髓。心主血脉藏神，心俞为心之背俞穴，可调理心神，疏通气血。关元为足三阴经与任脉交会交，是人体元气的根本，用以振奋肾气。足三里补益气血。脾俞为脾之背俞穴，肾俞为肾之背俞穴，两穴合用可纳气以行血。支沟宣通三焦气机。水沟能醒脑开窍。十宣穴在指末，为阴阳经交接之处，点刺可治昏迷。

第二节　产后痉病

【病因病机】详见第七章第二节产后痉病。

【辨证】详见第七章第二节产后痉病。

【治疗】

主穴：百会、命门、肝俞、脾俞、风池、后溪。

配穴：阴血亏虚证，加大椎、少商；感染邪毒证，加委中、阳陵泉。

操作：阴血亏虚证以药贴准确贴在命门、肝俞、脾俞、风池；百会、大椎、少商、后溪以三棱针刺血。感染邪毒证以药贴准确贴在命门、肝俞、脾俞、风池、阳陵泉；百会、委中、后溪以三棱针刺血。

方义：百会疏调气血以养脑髓。命门属督脉之要穴，能培元补肾，通利腰脊。肝俞、脾俞这两穴可养血润筋。风池为足少阳与阳维脉的交会穴，功长祛风活血。后溪属八脉交会穴通于督脉，督脉入络脑，针刺可遏痉止搐。大椎为三阳之会可止搐镇痉，清泄阳热。少商属肺经之井穴，针刺可退热镇痉。委中为膀胱之下合穴刺之可治角弓反张，可清血中之热。阳陵泉属胆之下合穴，八会穴之筋会，可退热遏痉。

第三节　产后发热

【病因病机】详见第七章第三节产后发热。

【辨证】详见第七章第三节产后发热。

【治疗】

主穴：内关、太冲、梁丘。

配穴：感染邪毒证，加大椎、血海、三阴交、委中；外感证，加大椎、曲池、合谷、列缺、阳陵泉、委中、间使；血瘀证，加中极、气冲、地机、血海、三阴交；血虚证，加厥阴俞、脾俞、太溪、复溜、血海、三阴交。

操作：感染邪毒证以药贴准确贴在内关、太冲、梁丘、血海、三阴交；大椎、委中以三棱针刺血。外感证以药贴准确贴在内关、太冲、梁丘、曲池、合谷、列缺、阳陵泉、间使；大椎、委中以三棱针刺血。血瘀证以药贴准确贴在内关、太冲、梁丘、中极、气冲、地机、血海、三阴交。血虚证以药贴准确贴在内关、太冲、梁丘、厥阴俞、脾俞、太溪、复溜、血海、三阴交。

方义：内关可调理心气，活血通络。太冲可疏肝理气，平肝息风。胃经郄穴梁丘可清泻阳明胃热。大椎为三阳之会可清泄阳热。委中为膀胱之下合穴，刺之可清血中之热。阳陵泉属胆之下合穴，可退热。间使为手厥阴经穴，可疏理气机，和解少阳，引邪外出。合谷与列缺，原络相配，加强宣肺解表的作用。曲池可祛风清热。太溪可补益肾精、肾气。血海可调理营血。三阴交为肝脾肾三经交会穴，可补益肝脾肾。中极为任脉穴位，可通调冲任之气，散寒行气。心包之背俞厥阴俞可益心气，宁心神，调理气机。脾俞健脾而促进津液的化生。复溜属肾经之经穴，可调周身津液输布。

第四节　产后腹痛

【病因病机】详见第七章第四节产后腹痛。

【辨证】详见第七章第四节产后腹痛。

【治疗】

主穴：中脘、关元、肝俞、厥阴俞、脾俞、足三里、神阙。

配穴：气血两虚证，加肺俞、肾俞、大肠俞、膻中、大横、阴陵泉、三阴交；瘀滞子宫证，加中极、三阴交、太溪、天枢、归来、子宫、三焦俞、委中、阴陵泉、太溪、气海、血海、期门。

操作：气血两虚证以药贴准确贴在中脘、关元、肝俞、厥阴俞、脾俞、足三里、肺俞、肾俞、大肠俞、膻中、大横、阴陵泉、三阴交；用药灸灸神阙20～30分钟。瘀滞子宫证以药贴准确贴在中脘、关元、肝俞、厥阴俞、脾俞、足三里、中极、三阴交、太溪、天枢、归来、子宫、三焦俞、委中、阴陵泉、太溪、气海、血海、期门；用药灸灸神阙20～30分钟。

方义：中脘乃胃之募穴，天枢位于腹部，足三里为胃之下合穴，三穴可通调腑气。肝俞乃肝之背俞穴，有疏肝理气之作用。关元为任脉穴，公孙通冲脉，二穴配合可通调冲任。委中为足太阳经穴，"腰背委中求"，疏调腰背部膀胱经之气血。太溪可补益肾精、肾气。血海可调理营血。三阴交为肝脾肾三经交会穴，可补益肝脾肾。中极为任脉穴位，可通调冲任之气，散寒行气。心包之背俞厥阴俞可益心气，宁心神，调理气机。脾俞为脾之背俞穴，配合脾经合穴阴陵泉以温化脾湿。大肠俞可疏通局部经脉、络脉及经筋之气血，通经止痛。取肾俞、关元，益火之源，振历阳气而温调血脉。神阙为生命之根蒂，真气所系，配合气海可益气固本。膻中乃气之会穴，可宽胸理气，舒展气机。肺俞可补益肺气。归来、子宫可化瘀通胞络。期门可疏泄厥阴壅滞。

第五节　产后大便难

【病因病机】详见第七章第五节产后大便难。

【辨证】详见第七章第五节产后大便难。

【治疗】

主穴：大肠俞、天枢、归来、支沟、上巨虚。

配穴：气虚肠结证，加脾俞、关元、气海；血虚肠枯证，加血海、足三里、三阴交。

操作：气虚肠结证以药贴准确贴在大肠俞、天枢、归来、支沟、上巨虚、脾俞、关元、气海。血虚肠枯证以药贴准确贴在大肠俞、天枢、归来、支沟、上巨虚、血海、足三里、三阴交。

方义：大肠俞为大肠的背俞穴，天枢乃大肠募穴，俞募相配疏通大肠腑气，腑气通则大肠传导功能复常。支沟宣通三焦气机，三焦之气通畅，则肠腑通调。归来、上巨虚行滞通腑。三阴交为肝脾肾三经交会穴，补益肝脾肾。气海可益气助阳。脾俞为脾之背俞穴，益气统血。足三里补益气血。关元振奋阳气温调血脉。

第六节 产后小便不通

【病因病机】详见第七章第六节产后小便不通。

【辨证】详见第七章第六节产后小便不通。

【治疗】

主穴：关元、气海、三阴交、中极、秩边。

配穴：气虚证，加脾俞、肾俞、三阴交、足三里；肾虚证，加肾俞、脾俞、阴陵泉；血瘀证，加阴陵泉、膀胱俞。

操作：气虚证以药贴准确贴在关元、气海、三阴交、秩边、脾俞、肾俞、三阴交、足三里；以药灸灸中极 20～30 分钟。肾虚证以药贴准确贴在关元、气海、三阴交、秩边、肾俞、脾俞、阴陵泉；以药灸灸中极 20～30 分钟。血瘀证，以药贴准确贴在关元、气海、三阴交、秩边、阴陵泉、膀胱俞；以药灸灸中极 20～30 分钟。

方义：三阴交为肝脾肾三经交会穴，补益肝脾肾。中极为任脉穴位，通调冲任之气，散寒行气。秩边为膀胱经穴，疏导膀胱气机。气海可益气温阳。脾俞为脾之背俞穴，配合脾经合穴阴陵泉以温化脾湿。足三里补益气血。取肾俞、关元，益火之源，振奋阳气而温调血脉。肾俞、膀胱俞以疏利膀胱气机。

第七节 产后小便淋痛

【病因病机】详见第七章第七节产后小便淋痛。

【辨证】详见第七章第七节产后小便淋痛。

【治疗】

主穴：气海、关元、肾俞、曲骨、三阴交。

配穴：湿热蕴结证，加石门、水道、中极、膀胱俞、阳陵泉；肾阴亏虚证，加大敦、气冲、水道、阴陵泉；肝经郁热证，加中极、期门、肝俞、少泽、少冲。

操作：湿热蕴结证以药贴准确贴在气海、关元、肾俞、曲骨、三阴交、石门、水道、中极、膀胱俞、阳陵泉。肾阴亏虚证以药贴准确贴在气海、关元、肾俞、曲骨、三阴交、气冲、水道、阴陵泉；大敦以三棱针刺血。肝经郁热证以药贴准确贴在气海、关元、肾俞、曲骨、三阴交、中极、期门、肝俞；少泽、少冲以三棱针刺血。

方义：石门为三焦募穴可通利水气，曲骨可清热利尿。三阴交为肝脾肾三经交会穴，可补益肝脾肾，健脾益气。气海可益气温阳。阳陵泉乃胆下合穴可疏利肝胆，理气止痛。取肾俞、关元，益火之源，振奋阳气而温调血脉。中极、膀胱俞促进膀胱气化功能。水道、气冲促进水液输布调节排泄失常性疾患。大敦可促进气化。阴陵泉清利湿热。肝俞清利肝胆以解郁热。少泽、少冲可清心泻热，开窍通络。

第八节　产后身痛

【病因病机】详见第七章第八节产后身痛。

【辨证】详见第七章第八节产后身痛。

【治疗】

主穴：膻中、中极、肺俞、脾俞、肾俞、百劳、三阴交、足三里、神阙。

配穴：血虚证，加关元、肓俞、缺盆、血海；风寒证，加外关、风池、风门、阳陵泉；血瘀证，加天宗、大肠俞、环跳、委中；肾虚证，加中脘、关元、解溪。

操作：血虚证以药贴准确贴在膻中、中极、肺俞、脾俞、肾俞、三阴交、足三里、关元、肓俞、缺盆、血海；百劳以三棱针刺血；以药灸灸神阙20～30分钟。风寒证以药贴准确贴在膻中、中极、肺俞、脾俞、肾俞、三阴交、足三里、外关、风池、风门、阳陵泉；百劳以三棱针刺血；以药灸灸神阙20～30分钟。血瘀证，以药贴准确贴在膻中、中极、肺俞、脾俞、肾俞、三阴交、足三里、天宗、大肠俞、环跳、委中；百劳以三棱针刺血；以药灸灸神阙20～30分钟。肾虚证，以制药贴准确贴在膻中、中极、肺俞、脾俞、肾俞、三阴交、足三里、中脘、关元、解溪；百劳以三棱针刺血；以药灸灸神阙20～30分钟。

方义：膻中乃气之会穴，可怕宽胸理气，舒展气机。肺俞可补益肺气。委中为足太阳经穴，"腰背委中求"，疏调腰背部膀胱经之气血。血海可调理营血。三阴交为肝脾肾三经交会穴，可补益肝脾肾。中极为任脉穴位，通调冲任之气，散寒行气。脾俞为脾之背俞穴，利湿升清。大肠俞可疏通局部经脉、络脉及经筋之气血，通经止痛。取肾俞、关元，益火之源，振奋阳气而温调血脉。神阙为生命之根蒂，真气所系，益气固本。中脘乃胃之募穴，通调腑气。百劳乃经外奇穴，舒筋活络。肓俞为足少阴肾与冲脉之交会穴，理气止痛。缺盆可散结止痛。血海可培肾固本，补气回阳。外关乃八脉交会穴，通于阳维脉，可疏表解热，通经活络。风池可平肝息风，醒脑开窍。风门可祛风解表，宣肃肺气。阳陵泉可强健腰膝。天宗可行气宽胸，舒筋活络。环跳、委中可祛风化湿，强健腰膝。解溪可舒筋利节。

第九节　产后恶露不绝

【病因病机】详见第七章第九节产后恶露不绝。

【辨证】详见第七章第九节产后恶露不绝。

【治疗】

主穴：肝俞、脾俞、肾俞、关元、足三里、三阴交、隐白。

配穴：气虚证，加气海、天枢；血瘀证，加地机、膈俞；血热证，加中极、行间。

操作：气虚证以药贴准确贴在肝俞、脾俞、肾俞、关元、足三里、三阴交、隐白、气海、天枢。血瘀证以药贴准确贴在肝俞、脾俞、肾俞、关元、足三里、三阴交、隐白、地机、膈俞。血热证以药贴准确贴在肝俞、脾俞、肾俞、关元、足三里、三阴交、隐白、中极、行间。

方义：三阴交为肝脾肾三经交会穴，可补益肝脾肾。中极为任脉穴位，可通调冲任之气，散寒行气。脾俞为脾之背俞穴，可利湿升清。取肾俞、关元，益火之源，振奋阳气而温调血脉。足三里乃胃之下合穴，可健脾和胃，扶正培元。隐白可调经统血。气海可益气调经。天枢乃大肠之募穴，可疏调脏腑，和营调经。地机可调经止带。膈俞乃八会穴之血会，可活血化瘀。中极可益肾兴阳，清利湿热。行间可凉血安神，清肝泄热。

第十节　产后汗证

【病因病机】详见第七章第十节产后汗证。

【辨证】详见第七章第十节产后汗证。

【治疗】

主穴：百会、头维、足三里、三阴交、气海。

配穴：气虚自汗证，加合谷、复溜；阴虚自汗证，加阴郄、后溪。

操作：气虚自汗证以药贴准确贴在合谷、复溜，百会、头维以三棱针刺血；以药灸灸足三里、三阴交、气海 15～25 分钟。阴虚自汗证以药贴准确贴在阴郄、后溪；百会、头维以三棱针刺血；以药灸灸足三里、三阴交、气海15～25 分钟。

方义：百会属督脉可升阳固脱。头维属足阳明胃经可疏风固阳。三阴交为肝脾肾三经交会穴，补益肝脾肾。足三里乃胃之下合穴，健脾和胃，扶正培元。气海穴，益气助阳，调经理气。合谷穴，调和气血。复溜可益肾止汗。阴郄可清心滋阴，安神固表。后溪乃八脉交会穴，通于督脉，宁心安神，疏调经络。

第十一节　产后缺乳

【病因病机】详见第七章第十一节产后缺乳。

【辨证】详见第七章第十一节产后缺乳。

【治疗】

主穴：膻中、乳源、乳泉、乳海。

配穴：气血虚弱证，加风池、脾俞、肾俞、肩井、中脘；肝郁气滞证，加乳根、期门、少泽、肝俞、太冲；痰浊阻滞证，加肩井、丰隆、地机、中极、足三里、厉兑。

操作：气血虚弱证以药贴准确贴在膻中、乳源、乳泉、乳海、脾俞、肾俞、肩井、中脘；风池以三棱针刺血。肝郁气滞证以药贴准确贴在膻中、乳源、乳泉、乳海、乳根、期门、少泽、肝俞；太冲以三棱针刺血。痰浊阻滞证以药贴准确贴在膻中、乳源、乳泉、乳海、肩井、丰隆、地机、中极；厉兑以三棱针刺血；以药灸灸足三里 15～25 分钟。

方义：膻中乃气之会穴，可宽胸理气，舒展气机。"乳三穴"为特效穴，临床增乳效果较佳。风池可通利官窍。脾俞乃脾之背俞穴可健脾和胃，利湿升清。肾俞乃肾之背俞穴可益肾助阳。肩井可通经活络，豁痰开窍。中脘乃胃之募穴，八会穴之腑会，可理气和胃，化湿降逆。乳根可通乳化瘀。期门可健脾疏肝。少泽可通乳开窍。肝俞乃肝之背俞穴可清利肝胆，补血消瘀。丰隆可健脾化痰，和胃降逆。地机功善调血，可以健脾渗湿。中极可益肾助气化，利湿热。足三里乃胃之下合穴，可健脾和胃，运化水湿。厉兑可泻火化痰，和胃醒神。

第十二节　产后乳汁自出

【病因病机】详见第七章第十二节产后乳汁自出。

【辨证】详见第七章第十二节产后乳汁自出。

【治疗】

主穴：膻中、中脘、足三里。

配穴：气虚失摄证，加脾俞、肾俞、关元；肝经郁热证，加期门、中极、肝俞、厉兑。

操作：气虚失摄证以药贴准确贴在膻中、中脘、足三里、脾俞、肾俞、关元。肝经郁热证以药贴准确贴在膻中、中脘、足三里、期门、中极、肝俞；厉兑以三棱针刺血。

方义：膻中乃气之会穴，可宽胸理气，舒展气机。脾俞乃脾之背俞穴，可健脾和胃，利湿升清。肾俞乃肾之背俞穴，益肾助阳。中脘乃胃之募穴，八会穴之腑会，理气和胃，化湿降逆。关元乃小肠募穴，培补元气。肝俞乃肝之背俞穴，清利肝胆，补血消瘀。期门可健脾疏肝。中极可益肾兴助气化，助气化。足三里乃胃之下合穴，健脾和胃，运化水湿。厉兑穴，泻火化痰，和胃醒神。

第十三节 断 乳

主穴：气海、太冲、合谷、三阴交、血海。

操作：以药贴准确贴在气海、太冲、合谷、三阴交、血海。

方义：气海穴，益气固阳，调经固经。太冲穴，舒肝养血，清利下焦。合谷穴，通经活血。三阴交穴，健脾理血，益肾平肝。血海穴，调经统血。

第十四节 产后乳痈

【病因病机】详见第七章第十四节产后乳痈。

【辨证】详见第七章第十四节产后乳痈。

【治疗】

主穴：内关、肩井、期门、梁丘、足三里。

配穴：肝郁甚者，加太冲；胃热甚者，加内庭；火毒甚者，加厉兑、大敦。

操作：肝郁甚者以药贴准确贴在内关、期门、梁丘、足三里；肩井、太冲以三棱针刺血。胃热甚者以药贴准确贴在内关、肩井、期门、梁丘、足三里；肩井、内庭以三棱针刺血。火毒甚者以药贴准确贴在内关、肩井、期门、梁丘、足三里；肩井、厉兑、大敦以三棱针刺血。

方义：乳痈为病，多为胃热、肝郁，故取胃之下合穴足三里、胃经郄穴梁丘以清泻阳明胃热，取肝之募穴期门以疏通厥阴肝郁。本病病位在胸，取内关可宽胸理气，与期门远近相配，更能疏泄厥阴壅滞。肩井为治疗乳痈的经验用穴，系手足少阳、足阳明、阳维脉交会穴，所交会之经脉均行胸、乳，故用之可以通调诸经之气，使少阳通则郁火散，阳明清则肿痛消，从而收"乳痛刺肩井而极效"之功。

附：乳癖

【病因病机】详见第七章第十四节产后乳痈附：乳癖。

【辨证】详见第七章第十四节产后乳痈附：乳癖。

【治疗】

主穴：乳根、人迎、膻中、期门、足三里。

配穴：气滞痰凝者，加内关、太冲；冲任失调者，加血海、三阴交。

操作：气滞痰凝者以药贴准确贴在内关、乳根、膻中、期门、足三里；人迎、太冲以三棱针刺血。冲任失调者以药贴准确贴在乳根、膻中、期门、血海、三阴交、足三里；人迎以三棱针刺血。

方义：乳房主要由肝胃两经所司，乳根、人迎、足三里可疏通胃经气机，为经脉所过，主治所及；膻中为气之会穴，且肝经络于膻中，期门为肝之募穴，两穴均位近乳房，故用之既可疏肝理气，与乳根同用，又可直接通乳络消痰块。

第十五节　产后抑郁

【病因病机】详见第七章第十五节产后抑郁。

【辨证】详见第七章第十五节产后抑郁。

【治疗】

主穴：百会、神庭、安眠、神门、膻中、三阴交。

配穴：心脾两虚证，加心俞、脾俞、命门、肾俞；瘀血内阻证，加曲池、膈俞、隐白、地机；肝气郁结证，加膈俞、肝俞、命门、太冲。

操作：心脾两虚证以药贴准确贴在神门、膻中、三阴交、心俞、命门、脾俞、肾俞；百会、神庭、安眠以三棱针刺血。瘀血内阻证以药贴准确贴在曲池、膈俞、地机、神门、膻中、三阴交；百会、神庭、安眠、隐白以三棱针刺血。肝气郁结证以药贴准确贴在膈俞、肝俞、命门、太冲、神门、膻中、三阴交；百会、神庭、安眠以三棱针刺血。

方义：百会可息风醒脑，升阳固脱。神庭可清脑明目，宁心安神。安眠乃经外奇穴，可益脑安神。神门可益心安神，通经活络。膻中乃气之会穴，宽胸理气，舒展气机。三阴交为肝脾肾三经交会穴，补益肝脾肾。心俞乃心之背俞穴，宽胸理气，通络安神。脾俞乃脾之背俞穴，健脾和胃，利湿升清。命门可培元补肾。肾俞乃肾之背俞穴，益肾助阳，强腰利水。曲池可清热和营，降逆活络。膈俞乃八会穴之血会，可活血化瘀，宽胸利膈。隐白穴，健脾和血，清心宁神。地机功善调血。肝俞乃肝之背俞穴，可宁神明目，补血消瘀。太冲穴，舒肝养血。

第十六节　产后血劳

西医学的席汉综合征可与本病互参。

【病因病机】详见第七章第十六节产后血劳。

【辨证】详见第七章第十六节产后血劳。

【治疗】

主穴：百会、膻中、心俞、膈俞、命门、肾俞、三阴交、足三里、涌泉、隐白。

配穴：精血亏损证，加曲池、肝俞、关元、太溪；脾肾虚损证，加天枢、血海、脾俞、肓俞、三焦俞。

操作：精血亏损证以药贴准确贴在膻中、心俞、膈俞、命门、肾俞、三阴交、足三里、涌泉、曲池、肝俞、关元、太溪；百会、隐白以三棱针刺血。脾肾虚损证以药贴准确贴在膻中、心俞、膈俞、命门、肾俞、三阴交、足三里、涌泉、天枢、血海、脾俞、肓俞、三焦俞；百会、隐白以三棱针刺血。

方义：百会可息风醒脑，升阳固脱。膻中乃气之会穴，宽胸理气，舒展气机。三阴交为肝、脾、肾三经交会穴，补益肝脾肾。心俞乃心之背俞穴可宽胸理气，通络安神。脾俞乃脾之背俞穴可健脾和胃。命门穴，培元补肾。肾俞乃肾之背俞穴，益肾助阳。曲池可清邪热，调气血。膈俞乃八会穴之血会，活血化瘀，宽胸利膈。隐白可健脾和血，清心宁神。肝俞乃肝之背俞穴，宁神明目，补血消瘀。足三里可健脾和胃，扶正培元。涌泉穴，醒脑开窍，滋阴益肾。隐白穴，健脾和血，清心宁志。关元乃小肠募穴，培肾固本，补气回阳。太溪穴，滋阴益肾。天枢乃大肠募穴，理气健脾，和营调血。血海穴，调经统血。肓俞穴，理气活络。诸穴合用可使脏腑、冲任功能复常，气血盈盛。则可望渐趋好转或治愈。

第九章

产后疾病的运动调养

分娩是一个持续时间较长（初产妇约需持续 12～14 小时，经产妇一般为 6～8 小时）的体力持续消耗过程。因产程过长，产时用力耗气，产后操劳过早，或失血过多，气随血耗，而致气虚失摄、冲任不固。身体处于"血不足，气亦虚"的状态，其除食、药、经络调养外产后复健的运动也是不可或缺的。若是剖宫产产妇，其气血亏耗情况会更为严重。本书所讲的产后复健运动为导引术，"导"指"导气"，导气令和；"引"指"引体"，引体令柔。导引术是我国古代的呼吸运动（导）与肢体运动（引）相结合的一种养生术，也是气功中的动功之一，与现代的瑜伽相类似。

顺产产妇生产后第三天起在专业人士指导下可开始习练；剖宫产产妇生产后第五天起在专业人士指导下可开始习练。

第一节　产后的第一阶段运动

练习时间为 12 天，可助产妇益气养血、祛恶露、静神思，能活血化瘀、消肿定痛，亦有调养营卫之气和收缩子宫的作用。

【卧式十二段锦】

第一段：闭目冥心卧，握固静思神。

（1）平躺于床上，轻闭两眼，舌舐上腭，摒除心中杂念，调息（轻细无声）10 分钟。

（2）枕头不可过高，身需正直不可歪斜，双足开与肩同宽。

注：握固指气功修炼中，手的一种姿态。握固的方法是屈大拇指于四小指下，或以大指掐中指中节，四指齐收于手心。静思是指静思息虑，神不外驰。

第二段：叩齿三十六，两手抱昆仑。

（1）上下牙齿相叩作响三十六次，有固齿的功能。

（2）"昆仑"即指头部，以两手十指相叉，抱住后脑（此时两手掌心紧掩耳门），呼吸9次，气息微微不使有声（与叩齿同时做）。

第三段：左右鸣天鼓，二十四度闻。

（1）上式毕，呼吸9次。

（2）放下所叉之手，两手掌掩在两耳处，食指叠于中指之上随即用力滑下，弹在后脑上，状如击鼓（此即气功术语之"鸣天鼓"），左右指同时弹击24次。

第四段：闭目转昆仑。

（1）上式毕，呼吸9次。

（2）闭目缓缓转头向右侧，一呼一吸后缓缓转头向左侧，左右交替共24次。

第五段：赤龙搅水津，鼓漱三十六，神水满口匀。一口分三咽，龙行虎自奔。

（1）上式毕，呼吸9次。

（2）以舌在口中上下左右搅动，使生津液，然后在口中鼓漱三十六次，分三次咽下，要汩汩有声。

注：神水——津液，赤龙——舌。

第六段：宁神搓元见。

（1）上式毕，呼吸9次。

（2）两手合十，用大鱼际，一面摩擦膻中穴，反复练36次，做完后收手握固。

注：元见——膻中穴。

第七段：尽此一口气，想火烧脐轮。

（1）上式毕，呼吸9次。

（2）吸气后闭气，用意念引此气向下行至神阙，觉神阙穴发热后，则将气由鼻徐徐放出，如此做21次。

注：神阙穴即肚脐，也有泛指下丹田之意。丹田并不是一个点，而是一片、一个区域。以意引导，即心中暗想之意。初学者若是气不会行，可用手指点在脐下，以加强条件反射，练习既久，气自会下行。

第八段：左右运太极。

（1）上式毕，呼吸9次。

（2）弯曲两臂，两手十指相叉，先以左臂连肩圆（运太极状）36次，然后再以右臂依法行之。

第九段：两脚放舒伸，叉手双虚托。

（1）两脚自然前伸，两手指交叉反掌向上托。

（2）托时要用力，托后缓缓放下，收于身侧，连续上托9次。

第十段：低头攀足顿。

（1）上式毕，呼吸9次。

（2）坐起，两手向前伸，握住双足，用力扳，扳时身体向前倾，头向下低，12次，做完后仍闭目宁神而卧，收手握固。

第十一段：以候神水至，再漱再吞津。

如此三度毕，神水九次吞，咽下汩汩响，百脉自调匀。

（1）舌抵上腭，闭目静卧，待津液满口时，再鼓漱三十六次，做六次咽下。

（2）前次一度（即第五段），此次两度，故言："如此三度毕，神水九次吞。"

第十二段：河车搬运毕，想发火烧身。

（1）意念脐下丹田似有一团热气，每次5～10分钟。

（2）缓缓睁开双眼，坐起，再散步几分钟。

第二节　产后的第二阶段运动

练习时间为24天，可调摄精神使情绪宁静安定，濡养关节筋络，使产妇机体气机调畅，气血平和，正气充盛，抗病力强。

【坐式十二段锦】

第一段：闭目冥心坐，握固静思神。

（1）盘腿床上，轻闭两眼，舌舔上腭，摒除心中杂念，调息（轻细无声）10分钟。

（2）坐姿要求身体正直（脊梁挺直，腰不可软），身不可向后倚靠。

注：握固指气功修炼中，手的一种姿态。握固的方法是屈大拇指于四小指下，或以大指捏中指中节，四指齐收于手心。静思是静思息虑，神不外驰。

第二段：叩齿三十六，两手抱昆仑。

（1）上下牙齿相叩作响三十六次，有固齿的功能。

（2）"昆仑"即指头部，以两手十指相叉，抱住后脑（此时两手掌心紧掩耳门）。呼吸9次，气息微微不使有声（与叩齿同时做）。

第三段：左右鸣天鼓，二十四度闻。

（1）上式毕，呼吸9次。

（2）放下所叉之手，两手掌掩在两耳处，食指叠于中指之上随即用力滑下，弹在后脑上，状如击鼓（此即气功术语之"鸣天鼓"），左右指同时弹击24次。

第四段：微摆摇天柱。

（1）上式毕，呼吸9次。

（2）低头扭颈向左右侧视，肩也随之左右摇摆，各24次。

注：天柱就是后颈，颈椎统称"天柱骨"。

第五段：赤龙搅水津，鼓漱三十六，神水满口匀。一口分三咽，龙行虎自奔。

（1）上式毕，呼吸9次。

（2）以舌在口中上下左右搅动，使生津液，然后在口中鼓漱三十六次，分三次咽下，要汩汩有声。

注：神水——津液，赤龙——舌。

第六段：闭气搓手热，背摩后精门。

（1）上式毕，呼吸9次。

（2）吸气一口，停闭不呼出，两手互搓至发热，急分开摩擦背后"精门"，一面摩擦一面呼气，反复练36次，做完后收手握固。

注：精门即后腰两边软处——肾俞。

第七段：尽此一口气，想火烧脐轮。

（1）上式毕，呼吸9次。

（2）吸气后闭气，用意念引此气向下行至神阙，觉神阙穴发热后，则将气由鼻徐徐放出，如此做21次。

注：神阙穴即肚脐，也有泛指下丹田之意。丹田并不是一个点。而是一片，一个区域。以意引导，即心中暗想之意。初学者若是气不会行，可用手指点在脐下，以加强条件反射，练习既久，气自会下行。

第八段：左右辘轳转。

（1）上式毕，呼吸9次。

（2）弯曲两臂，先以左手连肩圆（用摇辘轳状）36次，然后再以右手依法行之。

第九段：两脚放舒伸，叉手双虚托。

（1）两脚自然前伸，两手指交叉反掌向上托。

（2）托时要用力，好似向上托举重物一般，托后缓缓放下，收于额前，连续上托9次。

第十段：低头攀足顿。

（1）上式毕，呼吸9次。

（2）两手向前伸，握住双足，用力扳，扳时身体向前倾，头向下低，连续做12次，做完后仍收腿盘膝而坐，收手握固。

第十一段：以候神水至，再漱再吞津。

如此三度毕，神水九次吞，咽下汩汩响，百脉自调匀。

（1）舌抵上腭，闭目静坐，待津液满口时，再鼓漱三十六次，做六次咽下。

（2）前次一度（即第五段），此次两度，所以说："如此三度毕，神水九次吞。"

第十二段：河车搬运毕，想发火烧身。

（1）意念脐下丹田似有一团热气，每次5～10分钟，就收功。

（2）缓缓睁开双眼，下坐，再散步几分钟。

第三节　产后的第三阶段运动

【站式八段锦】

练习时间为64天，可促进气血流畅，使人体肌肉筋骨强健，脏腑功能旺盛，并可借形动以济神静，从而使产妇身体康健。

第一段：两手托天理三焦。

（1）两脚平行开立，与肩同宽。两臂徐徐分别自左右身侧向上高举过头，十指交叉，翻转掌心极力向上托，使两臂充分伸展，不可紧张，恰似伸懒腰状。同时缓缓抬头上观，要有立地擎天的神态，此时缓缓吸气。

（2）翻转掌心朝下，在身前正落至胸高时，随落随翻转掌心再朝上，微低头，眼随手运。同时缓缓呼气。

如此两掌上托下落，练习4～8次。另一种练习法的不同之处是每次上托时两臂徐徐自体侧上举，且同时抬起足跟，眼须平视，头极力上顶，亦不可紧张。然后两手分开，在身前俯掌下按，足跟随之下落，气随手按而缓缓下沉于丹田。如此托按4～8次。

这一式由动作上看，主要是四肢和躯干的伸展运动，但实际上是四肢、躯干和诸内脏器官的同时性全身运动。

第二段：左右开弓似射雕。

（1）两脚平行开立，略宽于肩，成马步站式。上体正直，两臂平屈于胸前，左臂在上，右臂在下。

（2）手握拳，食指与拇指呈八字形撑开，左手缓缓向左平推，左臂展直，同时右臂屈肘向右拉回，右拳停于右肋前，拳心朝上，如拉弓状。眼看左手。

（3）动作与（1）、（2）动作同，唯左右相反。如此左右各开弓4～8次。

这一动作重点是改善胸椎、颈部的血液循环。同时对上、中焦内的各脏器尤对心肺给予节律性的锻炼，从而增强心肺的功能。通过扩胸伸臂、使胸肋部和肩臂部的骨骼肌肉得到锻炼和增强，有助于保持正确姿势，矫正两肩内收、圆背等不良姿势。

第三段：调理脾胃须单举。

（1）左手自身前成竖掌向上高举，继而翻掌上撑，指尖向右，同时右掌心向下按，指尖朝前。

（2）左手俯掌在身前下落，同时引气血下行，全身随之放松，恢复自然站立。

（3）动作与（1）、（2）动作同，唯左右相反。如此左右手交替上举各4～8次。

这一动作主要作用于中焦，肢体伸展宜柔宜缓。由于两手交替，一手上举，一手下按，上下对拔拉长，使两侧内脏和肌肉受到协调性的牵引，特别是使肝胆脾胃等脏器受到牵拉，从而促进胃肠蠕动，增强消化功能，长期坚持练习，对上述脏器疾病有防治作用。熟练后亦可配合呼吸，上举吸气，下落呼气。

第四段：五劳七伤往后瞧。

（1）两脚平行开立，与肩同宽。两臂自然下垂或叉腰。头颈带动脊柱缓缓向左拧转，眼看后方，同时配合吸气。

（2）头颈带动脊柱徐徐向右转，恢复前平视。同时配合呼气，全身放松。

（3）动作与（1）、（2）动作同，唯左右相反。如此左右后瞧各4～8次。

五劳是指心、肝、脾、肺、肾，因劳逸不当，活动失调而引起的五脏受损。七伤指喜、怒、思、忧、悲、恐、惊等情绪对内脏的伤害。由于精神活动持久地过度强烈紧张，造成神经功能紊乱，气血失调，从而导致脏腑功能受损。该式动作实际上是一项全身性的运动，尤其是腰、头颈、眼球等的运动。

第五段：摇头摆尾去心火。

（1）马步站立，两手叉腰，缓缓呼气后拧腰向左，屈身下俯，将余气缓缓呼出。动作不停，头自左下方经体前至右下方，像小勺舀水似地引颈前伸，自右侧慢慢将头抬起，同时配以吸气；拧腰向左，身体恢复马步桩，缓缓深长呼气。同时全身放松，呼气末尾，两手同时做节律性掐腰动作数次。

（2）动作与（1）动作同，唯左右相反。如此交替进行各做4～8次。

此式动作除强调松，以解除紧张，并使头脑清醒外，还必须强调静。

第六段：两手攀足固肾腰。

（1）两脚平行开立，与肩同宽，两掌分按脐旁。

（2）两掌沿带脉分向后腰。

（3）上体缓缓前倾，两膝保持挺直，同时两掌沿尾骨、大腿向下按摩至脚跟，沿脚外侧按摩至脚内侧。

（4）上体展直，同时两手沿两大腿内侧按摩至脐两旁。如此反复俯仰4～8次。

第七段：攒拳怒目增气力。

（1）两脚开立，成马步桩，两手握拳分置腰间，拳心朝上，两眼睁大。

（2）左拳向前方缓缓击出，成立拳或俯拳皆可。击拳时宜微微拧腰向右，左肩随之前顺展拳变掌臂外旋握拳抓回，呈仰拳置于腰间。

（3）与（2）动作同，唯左右相反。如此左右交替各击出4～8次。

此段动作要求两拳握紧，两脚拇趾用力抓地，舒胸直颈，聚精会神，瞪眼怒目。此式主要运动四肢、腰和眼肌。其作用是舒畅全身气机，增强肺气，并有增强全身筋骨和肌肉的作用。

第八段：背后七颠百病消。

（1）两脚平行开立，与肩同宽，或两脚相并。

（2）两臂自身侧上举过头，脚跟提起，同时配合吸气。两臂自身前下落，脚跟亦随之下落，并配合呼气，全身放松，如此起落4～8次。

此式通过肢体导引，吸气两臂自身侧上举过头，呼气下落，同时放松全身，并将"浊气"自头向涌泉引之，排出体外。"浊气"是指所有紧张、污浊病气。古人谓之"排浊留清"或"去浊留清"。

第十章

预防与保健

　　预防与保健是我国卫生保健事业的重要组成部分。女性一生中除了随着生殖系统的发育、成熟和衰退而经历不同年龄阶段的身体变化以外，在长达30余年的育龄期中，还要经历月经、带下、妊娠、分娩、产褥、哺乳以及围绝经期等特殊生理变化以及可能发生的相应疾病。随着社会经济的发展，参与社会工作的妇女日益增多，影响妇女生理和心理的因素亦随之增加。因此，重视妇女各时期的保健和性养生保健，对提高妇女身心健康与生活质量，对家庭幸福、子孙后代的健康、民族素质的提高和计划生育国策的贯彻执行都具有积极意义。

第一节　孕、产、哺乳期卫生（围生期保健）

　　围生期保健是指一次妊娠，从妊娠前、妊娠期、分娩期、产褥期（哺乳期）到新生儿期，为孕母和胎、婴儿的健康所进行的一系列保健措施。

　　1. 孕前期保健　选择最佳的受孕时机。女性生育年龄在21～29岁为佳。男性生育年龄在23～30岁为好。在这段年龄中，选择双方身体状态好，工作、生活、经济均较合适的时期受孕，有利于母儿身体健康。

　　2. 妊娠期卫生　妊娠以后，由于生理上的特殊情况，应注意摄生，以保障孕妇的健康和胎儿的正常发育，对优生优育及预防产科疾病的发生都具有重要的意义。

　　（1）生活规律：不宜过度劳累或负重、攀高，慎防跌仆，以免伤胎。但也要适当活动，以免气滞难产。

　　（2）饮食健康：饮食宜清淡平和而富于营养，勿令过饥过饱，致伤脾胃。妊娠7个月后，饮食不宜过咸，以防子肿、子满。

　　（3）注意胎教：妇人怀孕，其思想、视听、言行，均应端正。

（4）节制房事：妊娠3个月以内和7个月以后，必须避免房事，以防导致流产或早产。如有流产史，尤其是反复自然流产史，整个孕期尤须禁房事。

（5）定期检查：可以及时发现和治疗妊娠合并症以及胎儿发育异常如畸形，并适时纠正异常胎位。指导孕妇乳头清洁护理方法。

3. 产褥期卫生　由于分娩时耗气失血，以致阴血骤虚，营卫不固，故产后最易受邪。恶露排出，血室已开，胞脉空虚，此期的调护尤为重要。

（1）充分休息：不宜过早及过度操劳，以免产后血崩、子宫脱垂等。但亦应适当活动，促进身体的复原。居室应注意保暖和空气流通，不可当风坐卧，衣着厚薄适中，以防感冒。夏季室温不宜过高或过加衣被，以免中暑。饮食要富于营养而易消化，慎生冷、肥甘、辛辣之品。保持心情愉快，以免气结血滞，引起腹痛、缺乳等病变。

（2）保持清洁：可用温开水擦洗外阴，勤换内裤和卫生垫。产后汗出较多，要经常擦浴及换洗内衣。

（3）严禁房事：《备急千金要方》强调"产后满百日，乃可合会"是合理的，可减少产后病的发生。

（4）定期检查：产后42天时应进行较详细的检查，包括饮食、睡眠、大小便、全身感觉等，体温、体重的变化，乳房、乳头的情况以及生殖器官的恢复情况。及早防治有关乳房、会阴、剖宫产腹部伤口及子宫恢复等的异常情况，以保证产妇健康的恢复。

4. 哺乳期卫生　哺乳期是指产妇用自己乳汁喂养婴儿的时期，通常为10个月。母乳营养丰富，最适合婴儿的营养、消化与吸收，而且含多种免疫物质，能增强婴儿的抗病能力，故应鼓励母乳喂养，提倡科学哺乳。

正常分娩的健康产妇产后半小时即可哺乳，提倡按需哺乳，每次哺乳前要用温开水清洗乳房、乳头，母亲也要洗手，避免婴儿吮入不洁之物。蒸乳时，可作热敷或用吸奶器将乳汁吸空，以免壅积成痈。如出现乳头皲裂或已成乳痈，应及时处理。

乳母要保持情志舒畅，睡眠充足，劳逸适度，饮食营养丰富，饮量充足，以保证乳汁正常分泌。用药应慎重，避免有毒副反应的药物通过乳汁进入婴儿体内。

要落实避孕措施，不宜服用避孕药物。喂乳期为6～12个月。

第二节　性养生保健

性是人类的生理本能之一，也是人类得以生存和繁衍的基础。人类的性不仅是生命实体的存在状态，同时也被赋予了精神和文化内涵。中医学含有丰富的性文化，十分重视性养生保健。孟子曰："食色，性也"。性欲为人体发育成熟后的生理现象和本能，不可无，亦不可纵。《医方类聚·养生门》言："房中之事，能杀人，能生人。故知而能用者，可以养生，不能用之者，立可致死。"临证中，妇科疾病或性传播疾病与"性盲"密切相关，妇科学以研究妇女生殖健康为核心，应宣教性养生保健知识。

1. 适龄婚嫁　是女性性养生保健、优生优育的重要环节。《周礼·地官》记载："令男三十而娶，女二十而嫁。"《褚氏遗书》中明确地提倡晚婚有利于优生优育："女虽十四而天癸至，必二十而嫁。皆欲阴阳气完实而交合，则交而孕，孕而育，育而为子，坚壮强寿。"

2. 房事适度与和谐　夫妻性生活是夫妇生活中重要且不可缺少的。《周易》指出："天地不交而万物不兴。"不同年龄和不同人的性事贵在恰到好处，太过、不及都不利于男女双方的性养生保健。性生活和谐强调男女双方必先有"爱乐"然后行，做到"相感而相应"，阴阳和调，要达到"俱有悦心"的境界，要以保护和增进男女双方的身心健康和生育健康后代为最高准则。中医古籍中强调"神交"，如万全《广嗣纪要·协期篇》指出："男女情动，彼此神交，然后行之，则阴阳和畅，精血合凝，有子之道也。"

3. 房事禁忌

（1）经期禁房事：《备急千金要方》说："月事未绝而与交合，令人成病。"经期房事或经期产后余血未净而房事，最易发生崩漏、痛经、生殖系统炎症、不孕症等。故经期禁房事，主张经净 3 天后方可交合。

（2）孕期禁房事：胎元系于肾。叶天士更强调"保胎以绝欲为第一要策"，尤其对于有自然流产病史者，整个孕期都要禁房事。

（3）产后禁房事：产后过早房事，多发生盆腔炎、阴道炎。孙思邈在《备急千金要方》中也指出："凡妇人非只临产须忧，至于产后，大须将慎，危笃之至，其在于斯。勿以产时无他，乃纵心恣意，无所不犯。犯时微若秋毫，感病广于嵩岳……凡产后满百日，乃可合会，不尔，至死虚羸，百病滋长，慎之。"

（4）醉酒禁房事：古人对酒后入房的危害论述最多，醉酒使性欲亢进，耗伤精血，损伤冲任而发生妇科病。

（5）内伤七情禁房事：唐孙思邈在《备急千金要方》中说："大喜大怒……皆不可合阴阳。人有所怒，气血未定，因而交合，令人发痈疽。"

（6）体弱有病禁房事：病中及大病初愈，或体弱劳倦宜禁房事。因房劳而复发的病较前更重，不易治愈。

4. 房事卫生　夫妻房事不洁可致病，房事卫生可防病，这是常识。尤其是各种性传播疾病均可导致外阴、阴道、胞宫、胞脉的损伤，从而发生妇科病。因此，应注意夫妻房事卫生，尤其应洁身自爱，杜绝性乱，积极预防各种妇科疾病的发生。

主要参考文献

［1］叶桂. 叶天士女科. 上海：锦章图书局印行，1954.

［2］辽宁省卫生厅. 中医验方. 沈阳：辽宁人民出版社，1957.

［3］南京中医学院. 中医学概论. 北京：人民卫生出版社，1958.

［4］承淡安. 现代针灸资料选集. 北京：人民卫生出版社，1958.

［5］林伯良. 小柴胡汤证的研究. 北京：人民卫生出版社，1959.

［6］汪宏（清）. 望诊遵经. 上海：上海科学技术出版社，1959.

［7］丹波元简（日）. 灵枢识. 上海：上海科学技术出版社，1959.

［8］浙江中医学院. 中医妇科手册. 杭州：浙江人民出版社，1960.

［9］陈璧琉. 灵枢经白话解. 北京. 人民卫生出版社，1962.

［10］吴瑭（清）. 温病条辨. 北京：人民卫生出版社，1963.

［11］雷丰（清）. 时病论. 北京：人民卫生出版社，1964.

［12］成都中医学院. 中医妇科学讲义. 2版. 上海：上海科技出版社，1964.

［13］陈士铎. 辨证录. 北京：人民卫生出版社，1965.

［14］江苏新医学院. 中医方剂学. 上海：上海人民出版社，1972.

［15］《经络十讲》编写组. 经络十讲. 上海：上海人民出版社，1976.

［16］孙浩铭. 孙浩铭妇科临床经验集. 福州：福州市人民医院，1976.

［17］北京中医医院. 中医原著选读. 北京：北京人民出版社，1978.

［18］谦斋医学讲稿. 秦伯未. 上海：上海科学技术出版社，1978.

［19］方药中. 辨证论治研究七讲. 北京：人民卫生出版社，1979.

［20］阎洪臣. 内难经选释. 长春：吉林人民出版社，1979.

［21］陈忠仁. 内科脏腑证治述要. 贵阳：贵州人民出版社，1979.

［22］中国中医研究院. 钱伯煊妇科医案. 北京：人民卫生出版社，1980.

［23］广州中医学院妇科教研室. 罗元恺医著选. 广州：广东科技出版社，1980.

［24］朱小南. 朱小南妇科经验选. 北京：人民卫生出版社，1981.

［25］苏文海. 中医方剂歌诀. 西安：陕西科学技术出版社，1981.

［26］钱超尘. 内经伤寒论语法通释. 北京：北京中医学院，1982.

［27］焦顺发. 头针. 太原：山西人民出版社，1982.

［28］孟诜. 食疗本草. 北京：人民卫生出版社，1984.

［29］北京中医学会妇科委员会. 中医妇科学术资料. 北京：北京中医学会妇科委员会，1984.

［30］中医研究院. 中医症状鉴别诊断学. 北京：人民卫生出版社，1985.

［31］中医研究院. 中医证状鉴别诊断学. 北京：人民卫生出版社，1985.

［32］邱茂良. 针灸学. 上海：上海科技出版社，1985.

［33］甘肃省卫生厅. 中医医论医案医方选. 兰州：甘肃人民出版社，1985.

［34］成都中医学院. 中医妇科学. 北京：人民卫生出版社，1986.

［35］罗元恺. 中医妇科学. 5版. 上海：上海科技出版社，1986.

［36］周凤梧. 古今药方纵横. 北京：人民卫生出版社，1987.

［37］张树生. 百药效用奇观. 北京：中医古籍出版社，1987.

［38］黄绳武. 中医妇科学. 长沙：湖南科学技术出版社，1987.

［39］王伟渝. 中医妇科学. 济南：山东科学技术出版社，1989.

［40］成都中医学院. 针灸学. 成都：四川科学技术出版社，1989.

［41］朱云龙. 中医正骨学. 北京：人民卫生出版社，1991.

［42］张安桢. 中医骨伤学. 上海：上海科技出版社，1997.

［43］孙星衍. 神农本草经. 沈阳：辽宁科学技术出版社，1997.

［44］马宝璋. 中医妇科学. 6版. 上海：上海科技出版社，1997.

［45］马莳. 黄帝内经素问注证发微，北京：科学技术文献出版社，1998.

［46］马莳. 黄帝内经灵枢注证发微. 北京：科学技术文献出版社，1998.

［47］刘渡舟. 刘渡舟伤寒临证指要. 北京：学苑出版社，1998.

［48］张妍，顾耀东，李建设. 女性妊娠期运动生物力学特征研究进展. 浙江体育科学，2014，36（5）：100-104.

［49］范丽娟. 产后抑郁症的相关因素分析及护理. 现代中西医结合杂，2007，16（10）：1426-1427.

［50］张昶，王军，赵吉平. 赵吉平治疗产后身痛的经验. 北京中医药，2011，30（11）：817-819.

［51］许雪梅. 当归四逆汤加味治疗产后身痛56便临床观察. 2008，20（8）：22.